Schleip / Kedzierski

Köstlich essen ohne Fructose

Thilo Schleip, Isabella Kedzierski

Köstlich essen ohne Fructose

- Fruchtzucker ganz einfach vermeiden
- Vom Snack bis zum Festtagsmenü
- Mit 126 abwechslungsreichen Rezepten

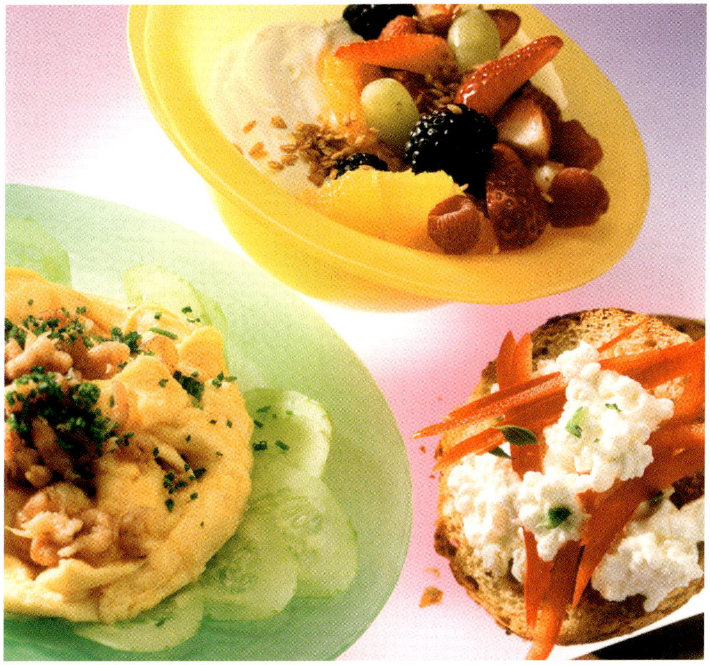

TRIAS

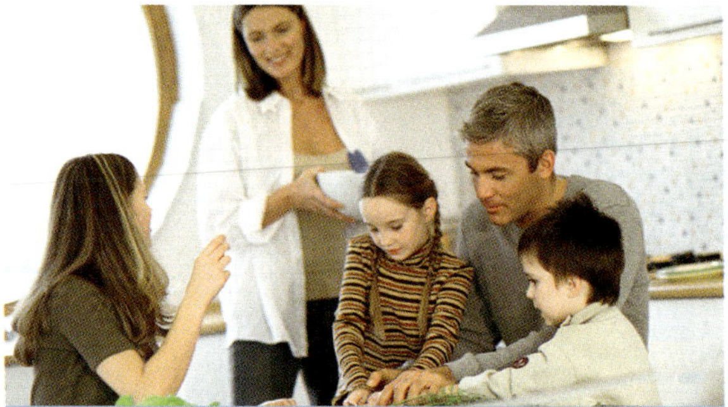

Einführung

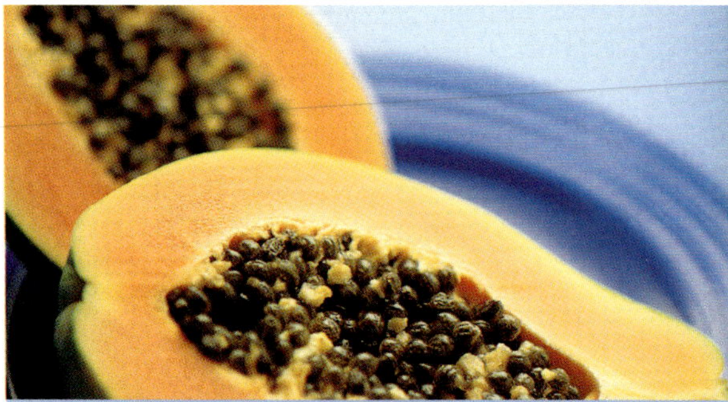
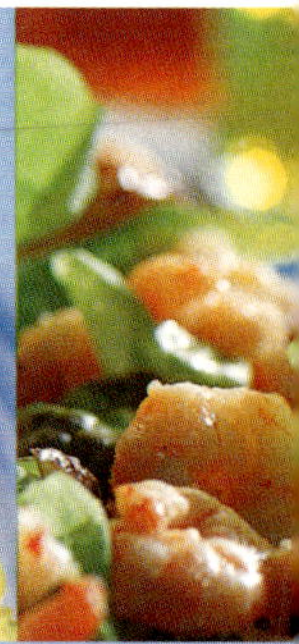

Rezepte

Frühstücksideen

Kleinigkeiten

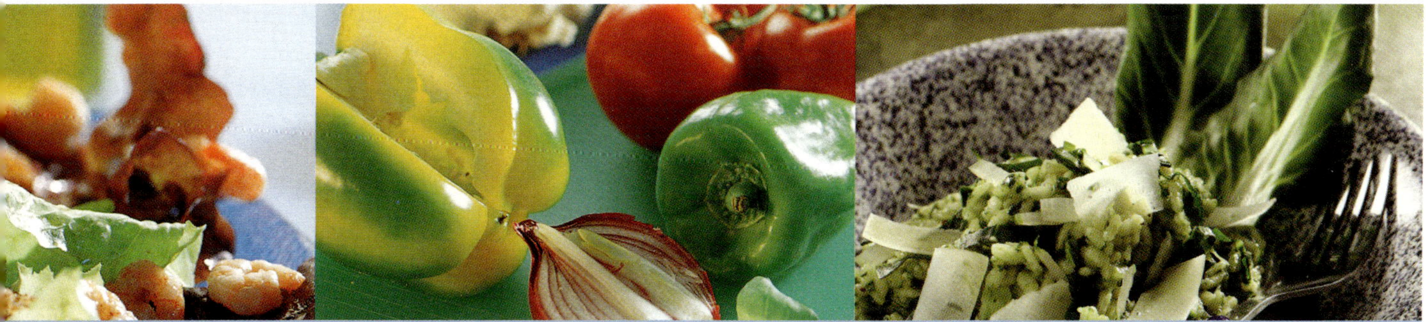

Hauptgerichte

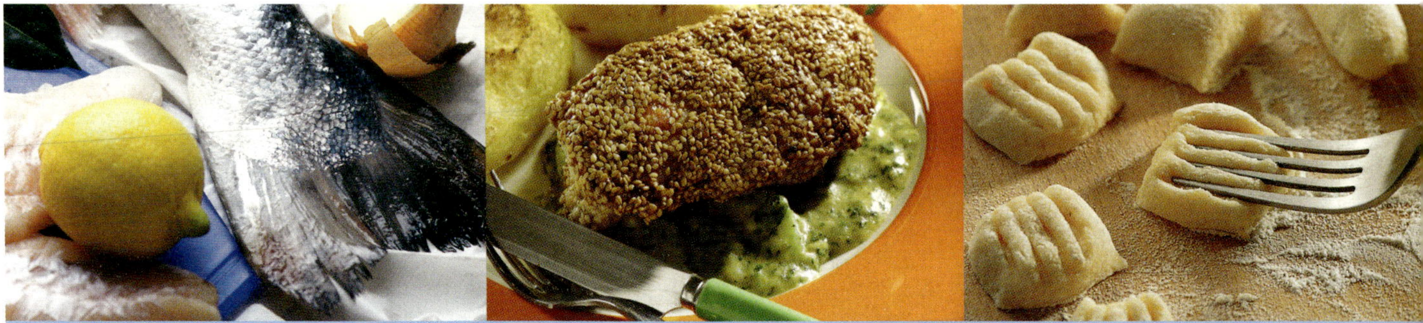

Rezepte

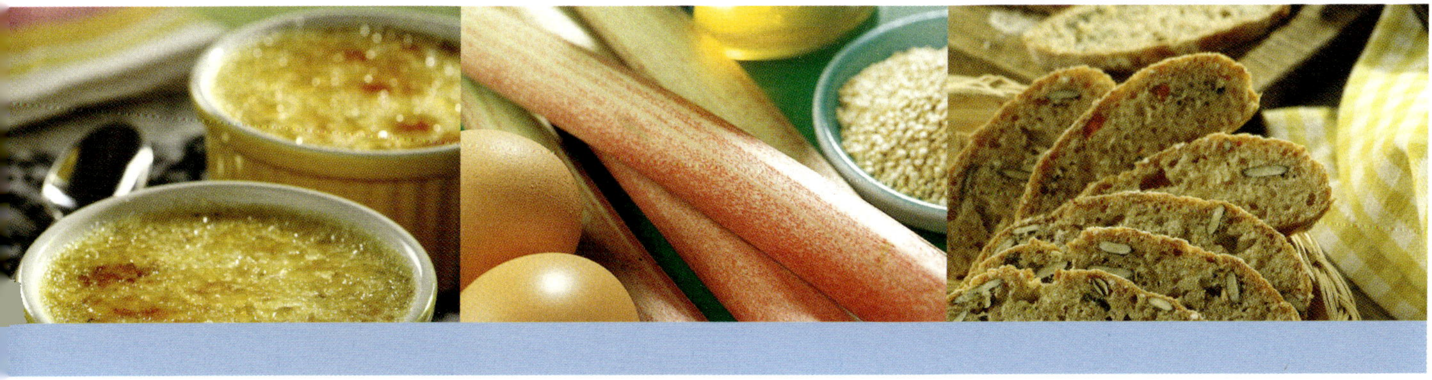

Desserts und Süßspeisen

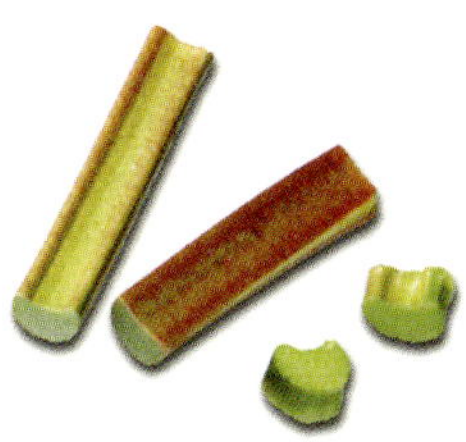

Kuchen, Gebäck und Brot

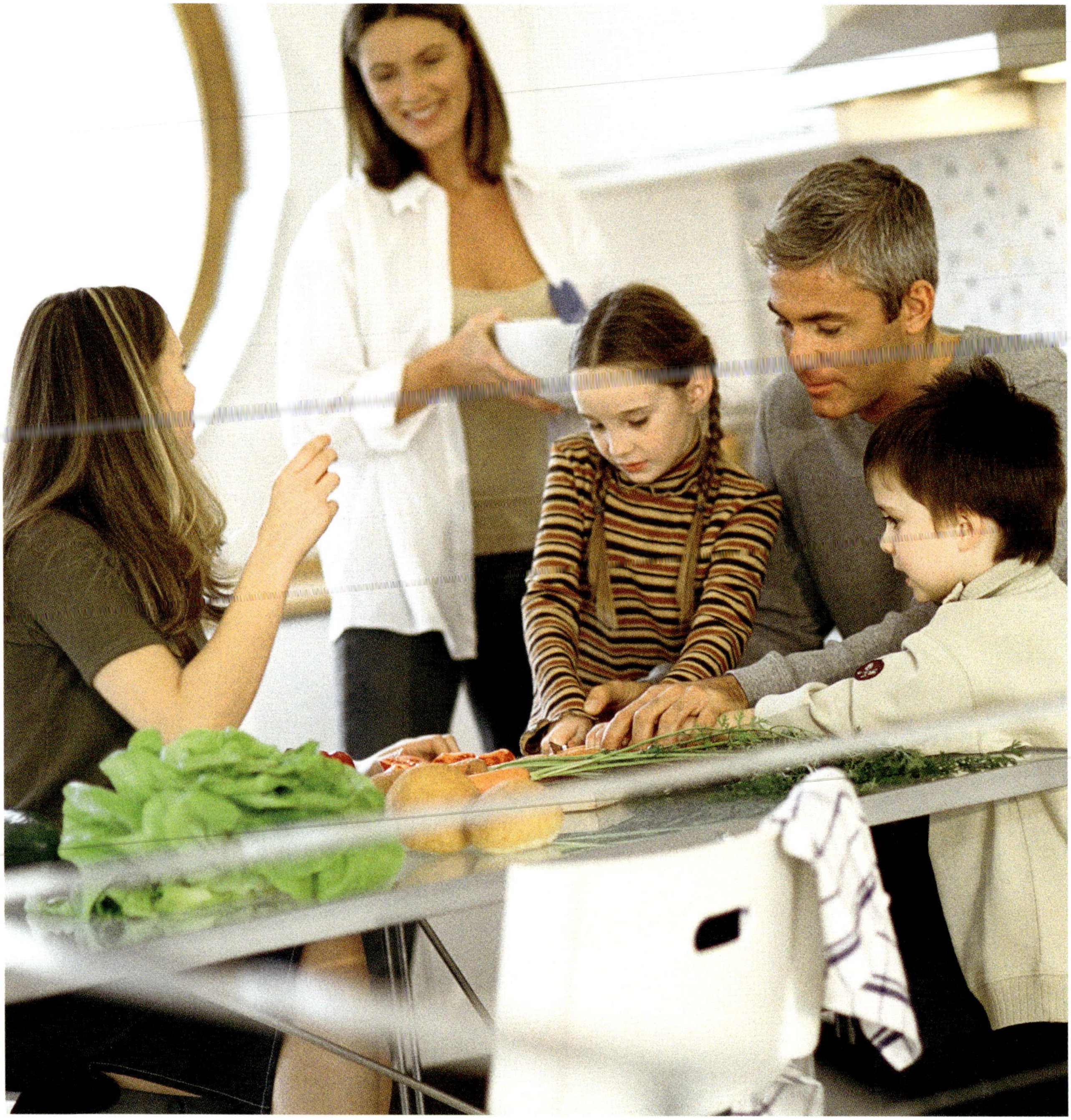

Liebe Leserinnen und Leser,

Vermutlich hat Sie Ihr Arzt, Ernährungsberater oder Heilpraktiker mit der Diagnose „Fructose-Intoleranz" konfrontiert. Vielleicht sind Sie aber auch durch eigene Recherchen zu diesem Thema gelangt und haben Parallelen zu Ihrem Leidensweg richtig gedeutet. Wie auch immer Sie zu dem immer größer werdenden Kreis der Betroffenen gefunden haben, zu Beginn waren Ihre Befürchtungen hinsichtlich der Konsequenzen sicher immens: Darf ich nie wieder Obst und Gemüse essen? Sind Fruchtsaft und Süßes jetzt für immer tabu? Wie verhalte ich mich im Restaurant, bei Freunden oder in der Kantine?

Wie Sie sicher schon wissen, bedeutet die Diagnose Fructose-Intoleranz nicht den lebenslangen Verzicht auf alles, was bunt und gesund ist. Eine Nahrungsmittel-Unverträglichkeit ist nicht das Gleiche wie eine Allergie, und daher gibt es eine Vielzahl von Möglichkeiten, sich ein köstliches und abwechslungsreiches Menü zu zaubern, das darüber hinaus auch noch reich an Vitaminen und Ballaststoffen ist. Wie Sie das anstellen und worauf Sie angesichts Ihrer heiklen Ernährungssituation besonders zu achten haben, das erfahren Sie in diesem Buch. Sie werden schnell feststellen, dass Sie – genau wie alle anderen Menschen – ohne spürbare Einschränkungen schlemmen und genießen können, und dabei keinerlei gesundheitliche Folgen zu befürchten haben.

Verstehen Sie dieses Buch bitte nicht als eine strikte Diätvorgabe für Ihr weiteres Leben. Die Auswahl an einfachsten bis raffinierten Rezepten soll Ihnen vielmehr beweisen, wie leicht eine fructosearme Ernährung zuzubereiten ist und wie facettenreich der Speiseplan eines Betroffenen sein kann. Darum finden Sie in diesem Buch auch keine „Krankenkost", mit der Sie sich vom Rest der Gesellschaft isolieren. Ein gesunder und fruchtzuckerarmer Speiseplan ist etwas für die ganze Familie, für Freunde und Bekannte, zu allen nur erdenklichen Anlässen und für jeden Geldbeutel.

Finden Sie es heraus, Sie werden sehen: Köstlich kochen ohne Fructose schmeckt jedermann – einfach gut!

Thilo Schleip, Isabella Kedzierski
Februar 2006

Was Sie über die Fructose-Intoleranz wissen sollten

Fruchtzucker und Zuckeraustauschstoffe sind die Übeltäter – aber auf die Menge kommt es an!

Als Sie das erste Mal von Ihrer Krankheit erfahren haben, waren Sie womöglich etwas irritiert: Obst und Gemüse, Fruchtsäfte und kalorienreduzierte Diätmenüs … alles Speisen, die in der Gunst gesundheitsbewusst lebender Menschen ganz weit oben stehen. Und nun heißt es auf einmal, dieses Essen macht Sie krank.

Natürlich ist das nur die halbe Wahrheit. Genau genommen ist lediglich der darin enthaltene Fruchtzucker oder ein Zuckeraustauschstoff wie Sorbit für Ihre Beschwerden verantwortlich. Und auch hier gilt eine weitere Einschränkung: Auf die Menge kommt es an!

Ein entscheidender Punkt: Ihre individuelle Toleranzgrenze

Zu Ihrer Beruhigung: Es existiert kaum ein Lebensmittel, das Sie von nun an strikt meiden sollten. Um aber tatsächlich beschwerdefrei zu sein, müssen Sie für sich herausfinden, wie viel Fruchtzucker Ihr Körper problemlos verdaut. Man spricht in diesem Zusammenhang von der „Individuellen Toleranzgrenze". Diese ist bei jedem Betroffenen unterschiedlich ausgeprägt und es liegt an Ihnen, durch vorsichtiges Austesten ein Gefühl für die Schwere Ihrer Unverträglichkeit zu bekommen. Die Tabellen vom Fructosegehalt einzelner Lebensmittel in diesem Buch werden Ihnen dabei eine wertvolle Hilfe sein.

Fructose – was ist das überhaupt?

Als Erstes sollten Sie natürlich wissen, um was es sich bei dem Stoff „Fructose" überhaupt handelt. Wie der Name schon vermuten lässt, ist die Fructose ein Zuckerstoff aus Früchten und Gemüsesorten. Sie wird daher auch als Fruchtzucker bezeichnet. Es handelt sich dabei um einen Einfachzucker (Monosaccharid), der als Energieträger direkt in unsere Blutbahn abgegeben werden kann. Fructose findet sich naturgemäß in sehr unterschiedlichen Mengen in Obst, Gemüse, Pilzen und Getreide sowie in allen Lebensmitteln, die daraus hergestellt sind oder Bestandteile dieser Sorten beinhalten. Leider sind dies mehr, als sich auf den ersten Blick hin vermuten lässt.

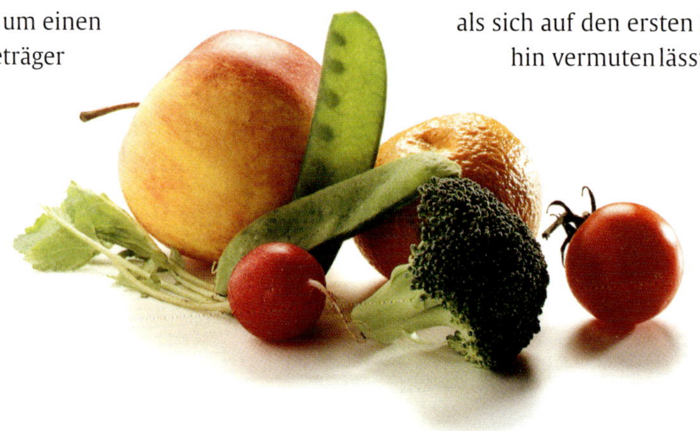

Die Verdauung – Wurzel allen Übels

Aber was läuft schief nach dem Verzehr von Fructose? Was passiert im Körper, wenn ich eine Birne oder einen Apfel esse? Beim gesunden Menschen wird der darin befindliche Fruchtzucker im Dünndarm verstoffwechselt. Dazu bedient er sich der Hilfe eines Transportsystems, das als GLUT-5 bezeichnet wird. Dieses in der Dünndarmschleimhaut lokalisierte Transportprotein schleust den Fruchtzucker aus dem Nahrungsbrei durch die Dünndarmzellen in den Organismus, wo er als Energiespender zur Verfügung steht. So gelangen keine oder nur geringste Mengen von Fruchtzucker durch den langen Verdauungskanal hindurch bis in den Dickdarm, wo sie durch Bakterien spielend leicht vergärt werden.

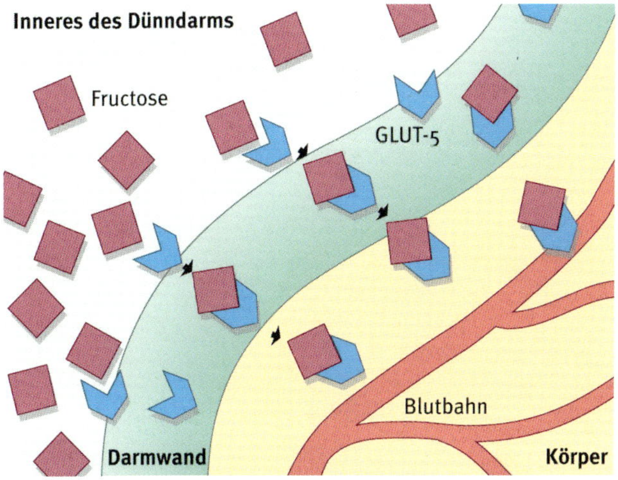

▲ Das Transportsystem GLUT-5 schleust den Fruchtzucker in den Organismus. Bei Fructose-Intoleranz ist dieses Transportsystem nur eingeschränkt aktiv oder fällt ganz aus.

MEHR WISSEN

Der Unterschied zur hereditären Fructose-Intoleranz

Es existieren zwei Arten der Fructose-Intoleranz:

- Die intestinale Fructose-Intoleranz, die auch als Fructose-Malabsorption bezeichnet wird.
- Die hereditäre Fructose-Intoleranz.

Um es vorweg zu nehmen: Die Koch- und Rezeptvorschläge dieses Buches beziehen sich ausschließlich auf die intestinale Fructose-Intoleranz. Alle hier beschriebenen Vorgänge und Zusammenhänge sind also nicht anwendbar auf die hereditäre Fructose-Intoleranz und für Menschen mit dieser Erkrankung nicht geeignet.

Zur Erklärung: Die hereditäre Fructose-Intoleranz ist eine extrem seltene und sehr schwere Stoffwechselerkrankung, bei der Fruchtzucker auch in kleinsten Mengen strikt gemieden werden muss. Die hereditäre, also vererbliche Form wird meist schon im frühen Kindheitsalter diagnostiziert und erfordert eine strenge Diät, bei der sogar alle Zweifachzucker, die als molekularen Bestandteil Fructose enthalten (wie beispielsweise der Haushaltszucker), lebenslang gemieden werden müssen. Da auch kleinste Diätfehler bereits zu lebensbedrohlichen Zuständen führen, müssen Betroffene eine ganz spezielle Diätkost einhalten. Anzeichen einer hereditären Fructose-Intoleranz sind veränderte Leberwerte, starke Unterzuckerung und Gedeihstörungen bereits nach dem Abstillen.

Hinweis: Es sei noch einmal betont, dass die Ratschläge und Rezeptvorschläge aus diesem Buch für Menschen mit hereditärer Fructose-Intoleranz nicht geeignet sind!

Im Falle einer Fructose-Intoleranz ist das Transportsystem GLUT-5 in seiner Aktivität eingeschränkt oder sogar aufgehoben. Das hat zur Folge, dass Fruchtzucker nicht bereits im Dünndarm verstoffwechselt wird. Dass er damit auch nicht dem Organismus als Energieträger zugeführt werden kann, stellt kein nennenswertes Problem dar. Schließlich gibt es noch genügend weitere Energieträger, die wir mit unserer Nahrung aufnehmen und meist problemlos dem Organismus zuführen können. Problematisch ist jedoch, dass große Mengen Fruchtzucker unverdaut den Weg durch den gesamten Dünndarm finden und schließlich in den Dickdarm gelangen, wo sie eigentlich nicht hingehören. Spätestens hier setzt sich dann eine Kette von Ereignissen in Gang, die für die eigentliche Symptomatik verantwortlich ist.

Die Symptome einer Fructose-Intoleranz sind vielfältig

Fruchtzucker übt bereits auf seinem Weg durch den Dünndarm und später auch im Dickdarm eine osmotische Wirkung aus. Sie hat zur Folge, dass Wasser aus dem umliegenden Gewebe in den Darm hineingezogen wird und so das Stuhlvolumen erhöht. Dadurch kommt es zu hörbaren Darmgeräuschen, krampfartigen Leibschmerzen und nicht selten zu einer osmotischen Diarrhö, also einem wässrigen Durchfall.

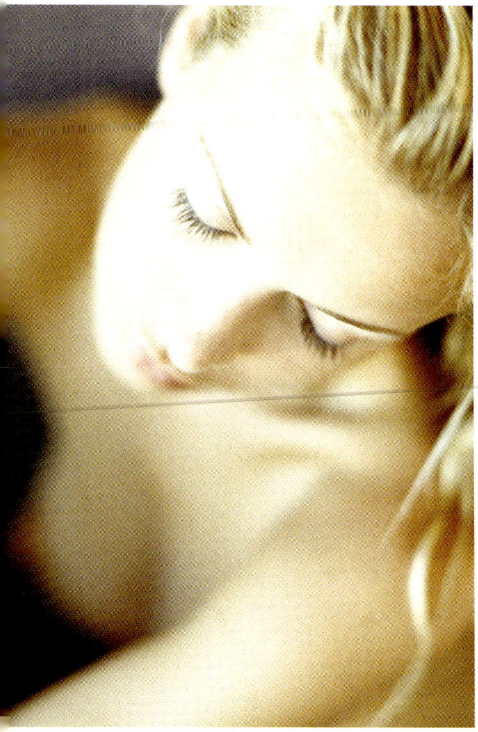

Wird der Fruchtzucker zudem im Dickdarm von den dort ansässigen Darmbakterien fermentiert, entstehen die Stoffwechselprodukte Methan, Kohlendioxid und Wasserstoff. Die Gasansammlung im Dickdarm bewirkt ein Spannungsgefühl im Bauchraum, welches als Völlegefühl wahrgenommen wird. Der Bauch wölbt sich dabei spürbar nach vorne, und viele Betroffene klagen wegen des Drucks auf den Magen über Übelkeit und Brechreiz. Da ein Teil der Gase durch die Darmwand diffundiert und über die Lungen abgeatmet wird, tritt in vielen Fällen Schwindelgefühl als Symptom auf. Zu guter Letzt werden die teils beträchtlichen Gasmengen in Form von Blähungen entsorgt.

Die Liste möglicher Beschwerden im Magen-Darm-Bereich ist also lang. Aber damit nicht genug: Ein Großteil der Betroffenen klagt zudem über seelische Probleme wie Depressionen oder Konzentrationsstörungen sowie über häufige Erkältungskrankheiten und eine Reihe weiterer, unspezifischer Beschwerden. Heute weiß man, dass ein gestörter Serotoninhaushalt sowie Mangelerscheinungen im Hinblick auf die Versorgung mit Folsäure und Zink der Grund dafür sind.

◀ Die Symptome reichen von Leibschmerzen über Infektanfälligkeit bis hin zu Depressionen.

Stoffe, die Seele und Körper gut tun

Serotonin und Tryptophan

Aus Studien weiß man, dass eine Fructose-Intoleranz die Aufnahme von Tryptophan in den Blutkreislauf unterdrückt. Diese Aminosäure ist aber erforderlich für die Bildung des „Glückshormons" Serotonin. In Folge einer Fructose-Intoleranz kann es also zu Störungen in der Serotoninproduktion kommen. Depressionen und depressive Verstimmungen, Gereiztheit, Niedergeschlagenheit und Antriebslosigkeit sind daher typische Symptome. Allerdings tritt dieser Wirkungszusammenhang nicht bei allen Betroffenen auf.

Folsäure

Seelische Unzulänglichkeiten können aber auch durch einen Folsäuremangel bedingt sein. Bei Folsäure handelt es sich um ein sehr sensibles B-Vitamin, das in einer gesunden Darmflora produziert wird. Im Falle einer Fructose-Intoleranz kann das sensible Gleichgewicht der Darmflora nachhaltig gestört sein. Folsäure wird dann nicht im erforderlichen Maße produziert, ein Folsäuremangel ist die Folge. Das Problem dabei: Ein Folsäuremangel verstärkt die Neigung zu seelischen Problemen wie Depressionen und Konzentrationsstörungen. Dies stellt besonders im Hinblick auf den ebenfalls betroffenen Serotoninhaushalt ein gewisses Problem dar. Menschen mit Fructose-Intoleranz sollten daher stets bemüht sein, die Gesundheit ihrer Darmflora durch eine verantwortungsbewusste Ernährung sicherzustellen. Zusätzlich können Sie Ihrem Organismus durch die Auswahl geeigneter Speisen Folsäure zuführen. Welche Lebensmittel dafür in Frage kommen und was Sie dabei noch beachten müssen, lesen Sie im folgenden Kasten.

MEHR WISSEN

Dank Folsäure in bester Laune

Unter dem Begriff Folsäure fasst man eine ganze Klasse von Substanzen aus der Gruppe der wasserlöslichen B-Vitamine zusammen. Folsäure benötigt der Körper für eine gesunde Zellfunktion. Ein Folsäuremangel führt unter anderem zu erhöhter Reizbarkeit, Müdigkeit und Antriebsschwäche, depressiver Stimmung, erhöhter Anfälligkeit für Stressbelastung sowie zu verschiedenen Nervenbeschwerden. Zu seinem Namen kam Folsäure übrigens im Jahr 1941, als man es aus vier Tonnen Spinatblättern (folium = Blatt) isolierte.

Wer seinen Folsäurebedarf auf natürliche Weise decken will, sollte verstärkt auf Leber, Vollkornprodukte und Blattgemüse zurückgreifen. Brot und Backwaren liefern rund ein Viertel der täglichen Zufuhr. Allerdings kann der Gehalt an Folsäure in Lebensmitteln sehr unterschiedlich ausfallen, da auch Sorte, Klima und Reifegrad Einfluss nehmen. Genaue Angaben des Folsäuregehaltes sind daher nur bedingt aussagekräftig.

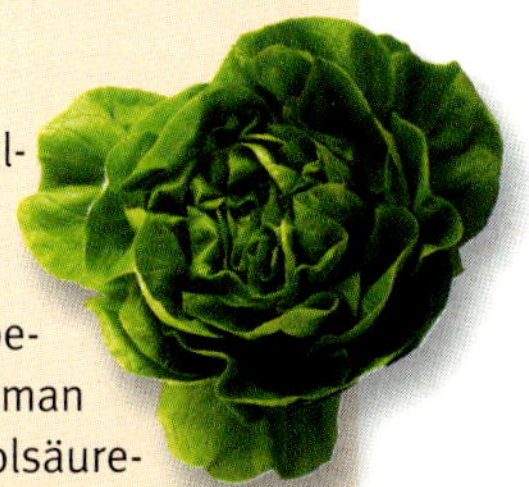

Folsäure ist ein sehr sensibles Vitamin, daher gilt es, bei der Aufbewahrung und Zubereitung einige Regeln zu beachten. So sollte man die Einwirkung von Hitze und Licht auf das folsäurehaltige Lebensmittel nach Möglichkeit auf ein Minimum reduzieren, um einen Abbau des Vitamins zu verhindern.

- Salat und Gemüse sollte nur kurz und im Gemüsefach des Kühlschranks aufbewahrt werden.
- Sie verhindern das Ausspülen der wasserlöslichen Folsäure, indem Sie Gemüse unzerkleinert abspülen und nicht wässern.
- Wenn möglich sollte Gemüse gedünstet und nicht gekocht werden. Falls doch, bietet es sich an, das Kochwasser an anderer Stelle weiter zu verwenden.

Zink

Menschen mit Fructose-Intoleranz leiden überdurchschnittlich oft unter häufigen Erkältungskrankheiten in Folge eines geschwächten Immunsystems. Auch Hauterkrankungen, Haarausfall und Wundheilungsstörungen sind möglich. Ursache hierfür ist ein Zinkmangel, den man bei vielen Betroffenen nachweisen kann. Die genauen Zusammenhänge zwischen Krankheit und Zinkmangel sind bislang nicht geklärt. Dennoch empfiehlt es sich, durch die Auswahl zinkreicher Lebensmittel eine ausreichende Versorgung des Körpers mit diesem lebenswichtigen Spurenelement sicherzustellen. Tipps dazu finden Sie im folgenden Kasten. Wer bei der Versorgung mit Zink und Folsäure auf Nummer Sicher gehen will, für den gibt es in Apotheken ein spezielles Kombipräparat namens „Fructobalax“. Es handelt sich dabei um ein diätetisches Lebensmittel zur besonderen Ernährung bei Fructose-Intoleranz. Informationen und Bestellmöglichkeit finden sich auch im Internet unter www.fructobalax.de.

▼ Liefern Zink: Fisch und Fleisch, Eier und Käse.

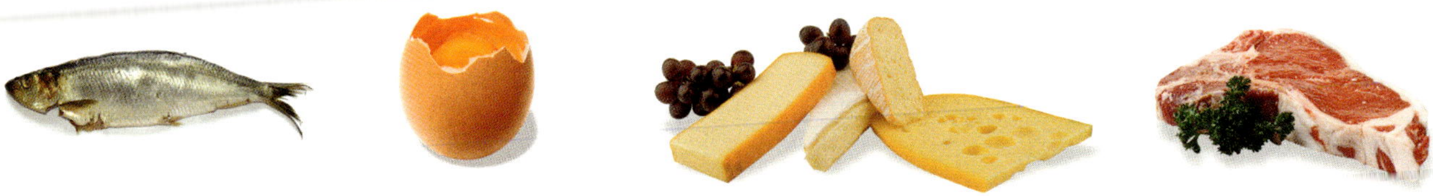

MEHR WISSEN

Zink & Co.

Nach Eisen kommt das Spurenelement Zink am zweithäufigsten im menschlichen Körper vor. Seine essenzielle, also lebenswichtige Bedeutung entdeckte man im Jahre 1934. Zink übernimmt im Körper unzählige Funktionen: Wachstum, Stoffwechsel, Insulinspeicherung und Proteinsynthese wären ohne diese Substanz nicht denkbar. Als Aktivator von rund 100 Enzymen des Zellstoffwechsels spielt Zink ebenso eine Rolle wie für ein gesundes und widerstandsfähiges Immunsystem.

Bei Problemen mit Haut, Haaren und Nägeln kommt ein Zinkmangel als Ursache in Frage. Auch häufige Erkältungskrankheiten, Appetitverlust, ein gestörter Geruchs- oder Geschmackssinn und Störungen bei der Wundheilung sind Anzeichen für eine Unterversorgung mit diesem Spurenelement.

Im Falle einer Fructose-Intoleranz ist es sinnvoll, den Zinkspeicher durch regelmäßigen Konsum zinkreicher Lebensmittel stets gut aufzufüllen.

- Alle tierischen Lebensmittel enthalten relativ viel Zink. Auch die Verfügbarkeit von Zink bei Lebensmitteln tierischer Herkunft ist höher als aus pflanzlichen Quellen. Fleisch, Fisch, Eier und Käse sind Beispiele für zinkreiche und fructosefreie Lebensmittel, die bei Fructose-Intoleranz auf den Speiseplan gehören.
- Auch pflanzliche Produkte wie Getreide enthalten Zink. Da Mehl aber durch das Ausmahlen viel von seinem Zinkgehalt einbüßt, sind vor allem Vollkornprodukte vorzuziehen.
- Übrigens: Vitamin C gilt als Co-Faktor für Zink und erhöht die Wirksamkeit dieses Spurenelements!

Wie wird die Frutose-Intoleranz festgestellt?

Zur Diagnose einer intestinalen Fructose-Intoleranz stehen drei Verfahren zur Verfügung:

- Der H_2-Atemtest
- Die Eliminationsdiät
- Der Provokationstest

Der H_2-Atemtest

Das gängigste und sicherste Verfahren zum Nachweis einer Fructose-Intoleranz ist der H_2-Atemtest. Hierbei wird dem Patienten unter ärztlicher Aufsicht eine Wasser-Fructose-Lösung zu trinken gegeben. In den darauf folgenden 2–3 Stunden pustet der Patient seine Atemluft in ein spezielles Messgerät, mit dem sich Wasserstoff in der Atemluft nachweisen lässt. Ist dies der Fall, so ist der Nachweis für eine Fructose-Intoleranz erbracht.

Das Verfahren beruht auf dem Effekt, dass bei der bakteriellen Fermentation von Fructose im Dickdarm unter anderem Wasserstoff entsteht. Dieser diffundiert zum Teil durch die Darmwand und wird über die Blutbahn bis in die Lungen transportiert und abgeatmet. Beim Gesunden wird die Fructose statt dessen bereits im Dünndarm verstoffwechselt, der beschriebene Vorgang findet also nicht statt und die Atemluft enthält keinen Wasserstoff.

Der H_2-Atemtest wird in einigen Arztpraxen sowie in den meisten Kliniken durchgeführt und bringt in wenigen Stunden Klarheit.

Die Eliminationsdiät

Sinn und Zweck dieser auch als Auslassdiät bezeichneten Ernährungsweise ist das gezielte Vermeiden von Fructose auch in kleinsten Mengen. Stellt sich innerhalb von 1–2 Wochen eine deutliche Besserung des Gesundheitszustandes ein, so lässt sich auch ohne klinische Verfahren auf das Vorliegen einer Fructose-Intoleranz schließen. Die Eliminationsdiät erfordert einige Kenntnisse in Bezug auf die Auswahl der geeigneten Lebensmittel und sollte daher nur nach eingehender Information und unter Aufsicht eines Ernährungsberaters stattfinden. Im Anschluss eines beschwerdefreien Zeitraumes bietet sich ein Provokationstest an.

Der Provokationstest

Hat sich während einer fructosefreien Eliminationsdiät eine deutliche Besserung des Gesundheitszustandes eingestellt, so kann man zur abschließenden Bewertung zusätzlich einen Provokationstest durchführen. Hierbei führt man dem Körper vorsätzlich, wie beim H_2-Atemtest, eine größere Menge Fructose zu und beobachtet genau die Reaktion. Schon ein Glas Multivitaminsaft kann in einem solchen Fall Klarheit darüber bringen, ob tatsächlich eine Fructose-Intoleranz vorliegt oder nicht. Wer also ganz sicher gehen möchte, der wählt dieses Verfahren im Anschluss an eine 1- bis 2-wöchige Auslassdiät und nimmt gegebenenfalls eine weitere, aber dafür letztmalige Beeinträchtigung durch den unverträglichen Fruchtzucker in Kauf.

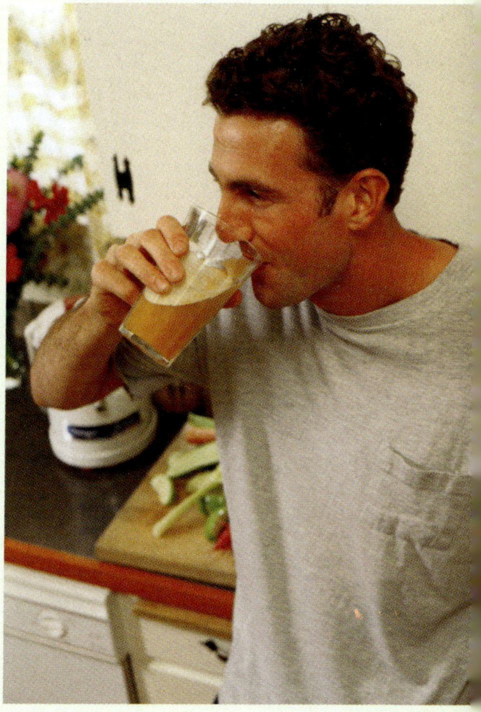

▶ Nach einer Eliminationsdiät gibt ein Provokationstest letzte Sicherheit.

Köstlich kochen – gesund leben

Sicher interessiert es Sie, welche Lebensmittelgruppen garantiert unbedenklich sind und welche eher mit Vorsicht zu genießen sind.

Obst

Es liegt auf der Hand, dass Obst das am schlechtesten verträgliche Lebensmittel bei Fructose-Intoleranz ist. Doch es gibt erhebliche Unterschiede zwischen den einzelnen Sorten, und so macht eine genauere Betrachtung durchaus Sinn. Bedenken Sie bitte, dass es ernährungsphysiologisch nicht sinnvoll ist, diese wertvollen Vitaminspender komplett vom Speiseplan zu streichen. Testen Sie vielmehr Ihre individuelle Verträglichkeit einzelner Sorten sorgfältig aus und beachten Sie die nachfolgenden Ratschläge, dann steht auch Ihrem unbeschwerten Obstgenuss nichts mehr im Wege. Beispiele für gut verträgliche Sorten finden Sie übrigens in der Klappenbroschur dieses Buches.

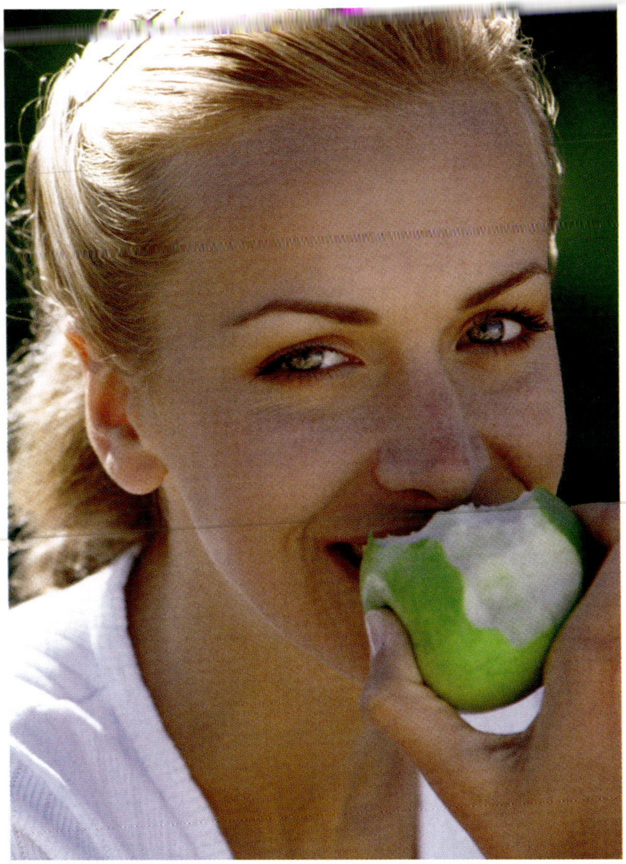

Tipps und Tricks für den sorgenfreien Genuss von Obst

- Besonders süße Sorten enthalten meist viel Fruchtzucker und sind daher nicht sehr bekömmlich. Greifen Sie daher öfter mal zu den sauren Sorten.
- Wichtig zu wissen ist auch, dass zeitgleich verzehrte Glucose, also Traubenzucker, die Verträglichkeit von Fructose erhöht. Es bietet sich also an, Obst zusätzlich mit Traubenzucker zu bestreuen oder vor dem Verzehr von Obst eine kleine Menge davon zu sich zu nehmen.
- Essen Sie Obst stets nur in kleinen Mengen über den Tag verteilt. So nutzen Sie Ihre Restaktivität an GLUT-5 voll aus.
- Obst sollte stets als Nachspeise einer größeren Mahlzeit verzehrt werden. Dadurch verlängert sich die Passagezeit im Dünndarm, und es kommt zu häufigeren Kontakten mit dem Transportprotein GLUT-5.
- Meiden Sie getrocknete Früchte. Sie enthalten extrem viel Fructose.

MEHR WISSEN

Aufgepasst bei Sorbit und anderen künstlichen Süßstoffen

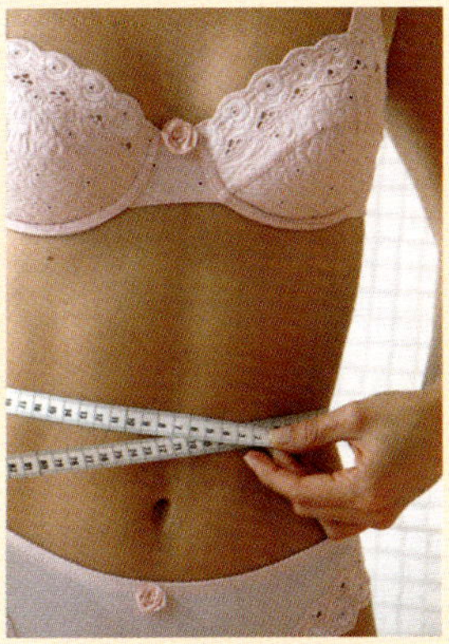

Kalorienreduzierte Diätmenüs und Essensbeilagen sind aufgrund Ihrer angeblich schlankheitsfördernden Wirkung bei Verbrauchern hoch im Kurs. Auch zu spezieller Diabetikerkost wird wegen der niedrigen Kalorienzahlen häufig gegriffen. Allerdings enthalten diese Lebensmittel meist Sorbit (oder auch Sorbitol E 420) und andere künstliche Süßstoffe wie Mannit (E 421), Xylit (E967) und Isomalt (E 953). Diese Substanzen sind bei einer Fructose-Intoleranz äußerst schlecht bekömmlich. Sie hemmen nämlich das Transportsystem GLUT-5 und verursachen so eine künstlich herbeigeführte Fructose-Intoleranz. Wer ohnehin bereits eine eingeschränkte GLUT-5-Aktivität besitzt, dem steht dann überhaupt kein Kontingent mehr für die Verdauung von Fructose zur Verfügung. Zusätzlich enthalten diese Speisen und Getränke sogar oftmals Fructose als Zuckeraustauschstoff. Wie sich diese Kombination auf die Verdauung von Menschen mit Fructose-Intoleranz auswirkt, lässt sich leicht ausmalen.

Gemüse

Gemüse enthält ebenfalls von Natur aus Fruchtzucker, allerdings bei weitem nicht so große Mengen wie Obst. Die Auswahl an unbedenklichen Gemüsesorten ist also um ein Vielfaches höher. Meiden Sie aber nach Möglichkeit Gemüsesorten mit einem hohen Ballaststoffanteil. Entgegen der verbreiteten Meinung werden ballaststoffreiche Speisen nicht von jedermann gut vertragen. Wer wegen einer Fructose-Intoleranz ohnehin bereits Darmbeschwerden hat, sollte Gemüsesorten wie Linsen, Lauch, Bohnen und Kohlgemüse lieber mit Vorsicht genießen. Beispiele für einige geeignete Sorten finden Sie ebenfalls in der Klappenbroschur dieses Buches.

Milch & Co.

Egal, ob von Kuh, Ziege oder Schaf: Milch und daraus hergestellte Milchprodukte enthalten von Natur aus keine Fructose. Anders sieht es bei Jogurt, Eis oder Milchgetränken aus, die eine Fruchtzubereitung enthalten. Da die Zusammensetzung je nach Marke und Sorte sehr unterschiedlich ist, sollten Sie Speisen wie Erdbeerjogurt und Speiseeis bei Bedarf sorgsam auf ihre Verträglichkeit hin testen. Wichtig zu wissen ist auch, dass ein Großteil der Betroffenen gleichzeitig an einer Laktose-Intoleranz (Milchzucker-Unverträglichkeit) leidet. In diesem Fall gelten für den Umgang mit Milchprodukten ohnehin andere Regeln. Haben Sie den Verdacht, dass dieser Enzymdefekt auch Sie betreffen könnte, dann informieren Sie sich bitte ausführlich darüber. Einen entsprechenden Literaturtipp finden Sie im Kapitel „Adressen“ am Ende dieses Buches.

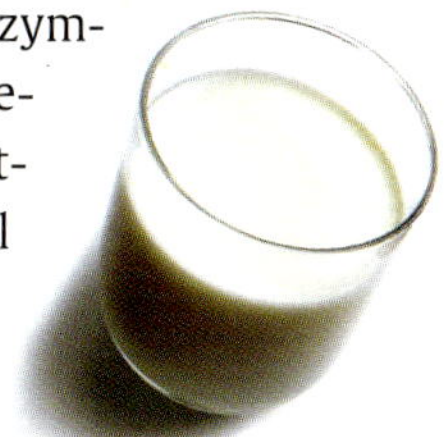

Kartoffeln, Mais und Reis

In kohlenhydrathaltigen Lebensmitteln wie Kartoffeln, Reis oder Mais befinden sich nur kleinste Mengen an Fructose. Sie sind daher gut bekömmlich und bei Fructose-Intoleranz nahezu unbedenklich. Einzig der höhere Ballaststoffanteil von Reis und Mais kann bei entsprechend disponierten Personen leichte Beschwerden hervorrufen. Besonders während einer Umstellungsphase von ballaststoffarme auf ballaststoffreiche Kost können unangenehme Stuhlunregelmäßigkeiten auftreten. Aus diesem Grund raten Fachleute dazu, die Einführung einer ballaststoffreichen Ernährung behutsam vorzunehmen. Dies gilt natürlich insbesondere für den Fall, dass häufige Verdauungsprobleme – wie im Falle einer Fructose-Intoleranz – bereits zum Alltag gehören.

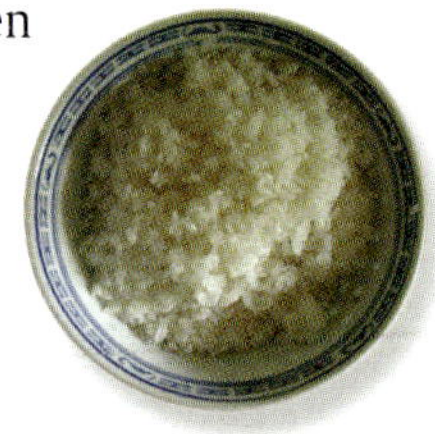

Unser täglich Brot ...

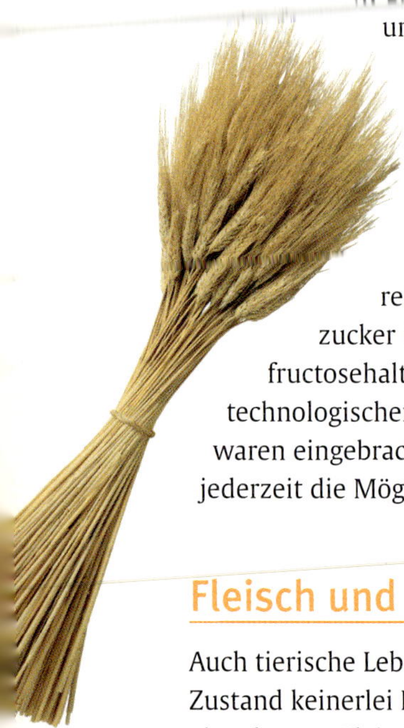

... gib uns heute. Und auch zukünftig. Brot und Backwaren stellen in unserer Ernährung einen wichtigen Grundpfeiler dar und sollten dies auch im Falle einer Fructose-Intoleranz tun. Allerdings enthalten eine Vielzahl von Fertigbackmischungen, wie sie heutzutage üblicherweise im Bäckereihandwerk verwendet werden, Fruchtzucker in Form von Fructosesirup. Diese stark fructosehaltige Flüssigkeit wird aus lebensmitteltechnologischen Gründen in einige Brot- und Backwaren eingebracht. Als Verbraucher haben Sie aber jederzeit die Möglichkeit, das Verkaufspersonal nach der Zutatenliste der verwendeten Backmischung zu fragen. Bäckereien sind dazu verpflichtet, Ihren Kunden alle Zutaten der angebotenen Waren auf Nachfrage mitzuteilen.

Auf der ganz sicheren Seite sind Sie, wenn Sie Ihre Brote und Brötchen selber backen. Das geht leichter, als Sie zunächst vielleicht glauben und verursacht gar nicht so viel Aufwand. Das kreieren individueller Backmischungen nach den persönlichen Vorlieben bereitet darüber hinaus viel Freude. Sie werden es bestätigen, sobald es in Ihrer Küche nach frischem Brot duftet und Sie stolz Ihr erstes, selbst gemachtes Backwerk präsentieren! Interessante Rezeptvorschläge finden Sie ab Seite 146 dieses Buches.

Fleisch und Fisch

Auch tierische Lebensmittel enthalten im unverarbeiteten Zustand keinerlei Fruchtzucker. Vorsicht aber bei eingelegtem Fleisch und Fisch: Marinade enthält häufig Fructose und sollte daher gemieden oder fructosefrei selber hergestellt werden. Auch Wurstwaren können kleine Mengen an Fructose enthalten: Sie verbirgt sich dann hinter dem Begriff „Zuckerstoffe“ und ist als solches auf der Zutatenliste vermerkt.

Oft tritt gemeinsam mit der Fructose-Intoleranz ein weiterer Enzymdefekt auf, die Histamin-Intoleranz. Gesundheitsbeschwerden nach dem Verzehr von Fisch, Rotwein oder Sauerkraut können ein Hinweis darauf sein. Um ganz sicher zu gehen, meiden Sie in den ersten Wochen Ihrer Diät histaminreiche Speisen und Getränke.

Was darf ich noch trinken?

Fruchtsaftgetränke sind der Inbegriff für gesunde und vitaminreiche Ernährung. Doch leider enthalten Sie Fruchtzucker in teils erheblichen Mengen und sind für eine fruchtzuckerarme Ernährung schlecht geeignet.

- Wer dennoch ab und zu ein Glas Orangen- oder Apfelsaft genießen möchte, sollte statt reinen Fruchtsaft auf Nektar mit niedrigerem Fruchtgehalt zurückgreifen. Noch besser verträglich und zudem spritziger wird der Nektar, wenn man ihn mit einem Schuss Mineralwasser verdünnt.
- Cola und Limonadengetränke enthalten Fructosesirup und somit ebenfalls unnötig viel Fruchtzucker. Da sie sich nicht verdünnen lassen, sind sie gänzlich ungeeignet bei Fructose-Intoleranz.
- Vorsicht ist auch angesagt bei kalorienreduzierten Getränken, so genannten Light-Produkten: Sie enthalten nicht nur den Zuckeraustauschstoff Fructose, sondern darüber hinaus meist auch noch Sorbit, welches den GLUT-5-Mechanismus hemmt. Diätgetränke sollten Sie daher, wie alle kalorienreduzierten Diätprodukte, strikt meiden.
- Am besten bekömmlich sind Wasser und die meisten Teesorten. Auch Kaffee enthält keine Fructose.
- Alkoholische Getränke sind in überschaubaren Mengen gut verträglich. Moderne Alkoholmixgetränke sollten Sie auf den Zusatz von Fructosesirup hin überprüfen.
- Wein, Früchtetee und Bier (enthält Sorbit) sollten gemieden oder im Bedarfsfall vorsichtig ausgetestet werden.

MEHR WISSEN

Auf die Menge kommt es an

Bitte bedenken sie stets, dass Ihre Fructose-Malabsorption nicht das Ende jeden Fruchtzuckerkonsums bedeuten muss. Auch Sie vertragen kleine Mengen an Fructose und sollten entsprechende Speisen nicht panisch meiden. Finden Sie Ihre individuelle Toleranzgrenze heraus und testen Sie alle Lebensmittel, die Sie trotz ihres Fruchtzuckergehaltes gerne essen möchten, vorsichtig aus. Sie werden sehen, dass sich Ihr Speiseplan nach einer Karenzphase wieder unaufhaltsam füllen wird und dass Ihnen, auch dank der Rezeptvorschläge in diesem Buch, genügend Kochideen für eine abwechslungsreiche und köstliche Ernährungsweise verbleiben – für Sie und die ganze Familie!

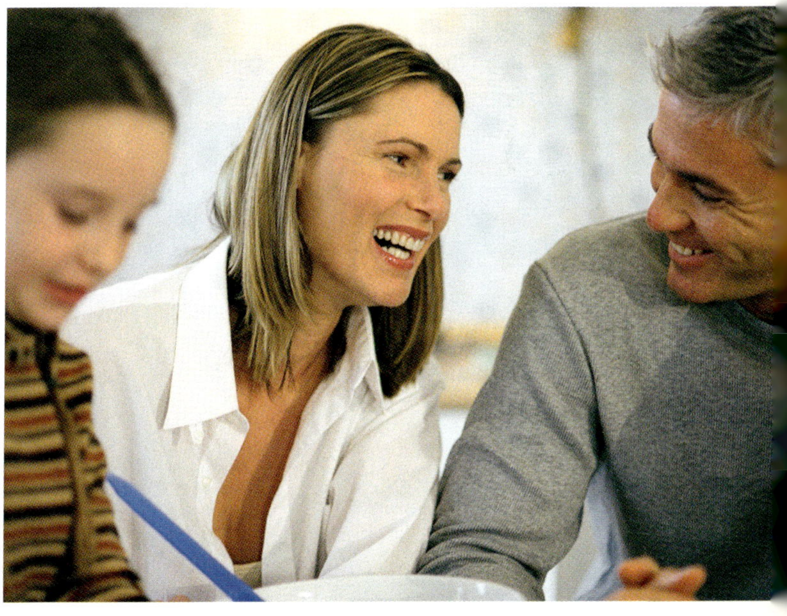

Auch bei Fructose-Intoleranz sind viele ▶ leckere Gerichte möglich, die allen schmecken.

WAS BEDEUTET ... ?

Kleines Küchenlexikon

Fachbegriffe kurz erklärt

Abschmecken: Mit Gewürzen und Kräutern und allem, was das Rezept, aber auch die eigene Fantasie zulässt, die Speisen im Geschmack abrunden. Würzen nach eigenen Bedürfnissen.

Abschrecken: Lebensmittel kurz nach dem Kochen mit kaltem Wasser übergießen, damit sie nicht verkleben. Wird meist angewendet bei Teigwaren.

Abziehen: Zutaten, die sich roh nur sehr schlecht oder gar nicht schälen lassen, werden kurz in kochendes Wasser gelegt. Danach lässt sich die Haut leichter lösen.

Al dente: Teigwaren oder Gemüse bissfest kochen.

Anschwitzen: Gemüse bei schwacher Hitze in Fett bei mittlerer Temperatur garen, allerdings nicht bräunen oder gar dünsten.

Binden: Suppen oder Soßen durch Mehl oder Speisestärke sämig machen.

Blanchieren: Lebensmittel kurz mit kochendem Wasser übergießen oder eintauchen.

Dünsten: Mit wenig Fett, Flüssigkeit oder eigenem Saft ohne Bräunung bei geringer Hitze garen. Auch im Backofen möglich.

Fond: Haftender Bratensatz entsteht nach dem Anbraten von Geflügel, Fleisch und Fisch. Kann zu Soße verarbeitet werden.

Garziehen: Mit reichlich Flüssigkeit, mit oder ohne aufkochen, garen.

Glasieren: Speisen mit Zucker überziehen.

Gratinieren: Speisen bei starker Oberhitze mit geriebenem Käse überbacken, um eine Kruste zu erhalten.

Kandieren: Früchte in konzentrierter Zuckerlösung tränken und trocknen lassen.

Marinieren: Konservieren und Einlegen von Speisen, meistens mit Salz.

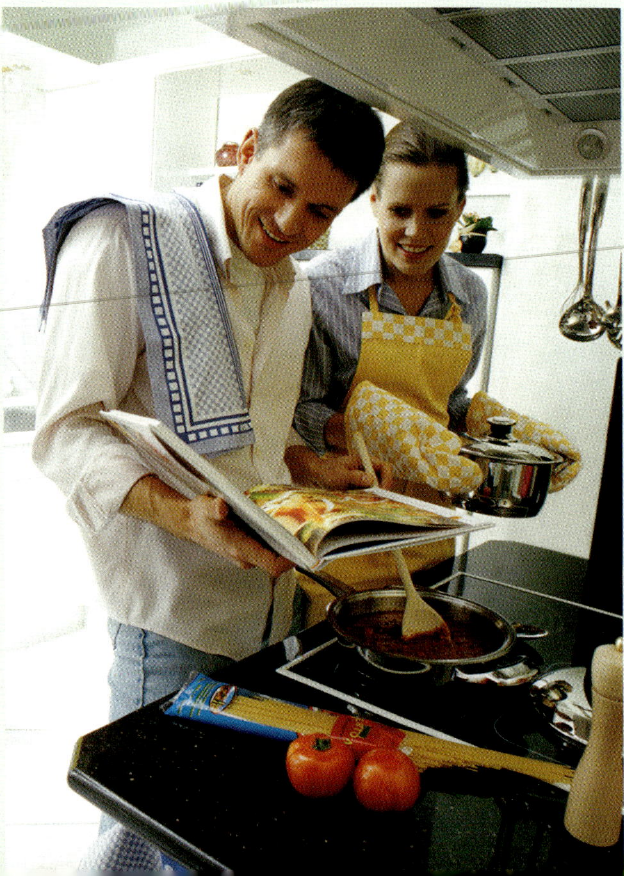

Passieren: Lebensmittel durch ein feines Sieb rühren.

Pochieren: Garen in siedendem Wasser oder Brühe bei 70–90 Grad, wobei die Flüssigkeit nicht mehr aufwallen darf.

Pürieren: Zu einem glatten Brei zerdrücken oder zerstampfen.

Rösten: Ohne Zugabe von Fett durch starkes Erhitzen bräunen, damit sich die Aromastoffe entfalten können.

Schlagen (Aufschlagen): Mit einer Gabel, einem Schneebesen oder Handrührgerät Lebensmittel aufschäumen.

Unterheben: Eine Masse ohne kräftiges Rühren vorsichtig unter eine andere Masse ziehen.

Gewichts- und Mengeneinheiten

1 gestrichener Teelöffel:

Zimt	2 g
Paprika	2 g
Speisestärke	3 g
Backpulver	3 g
Zucker	4 g
Salz	5 g
Margarine	5g
Honig	20 g
Nüsse (gemahlen)	5 g
Nüsse (gehackt)	10 g
Kräuter (gehackt)	5 g

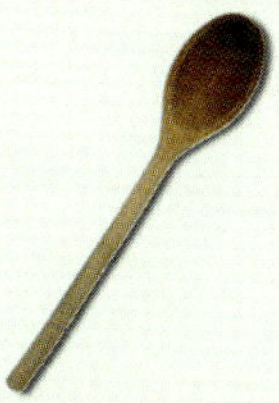

1 gestrichener Esslöffel:

Kakao	5 g
Haferflocken	8 g
Speisestärke	9 g
Mehl	10 g
Zucker	12 g
Grieß	12 g
Salz	15 g
Butter	20 g
Öl	10 g
Crème fraîche	15 g

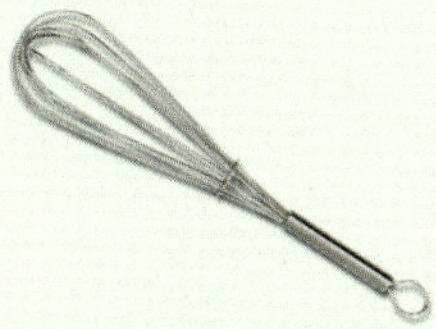

1 Tasse:

Haferflocken	65 g
Mehl	80 g
Grieß	96 g
Zucker	100 g
Reis	120 g
Flüssigkeit	125 ml

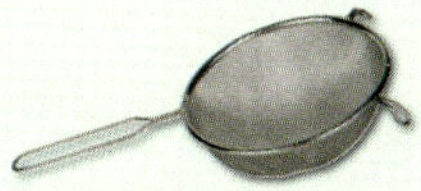

Flüssigkeiten:

1 Suppenteller	= $^1/_4$ l = 250 ml
1 Tasse	= $^1/_8$ l = 125 ml
8 EL	= etwa 125 ml
6 EL	= etwa 90 ml
4 EL	= etwa 60 ml

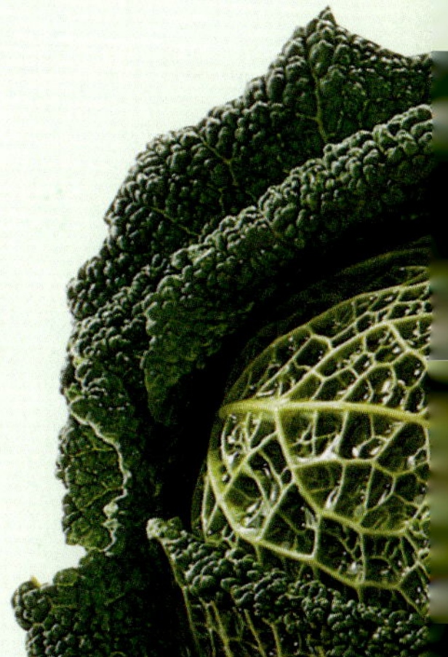

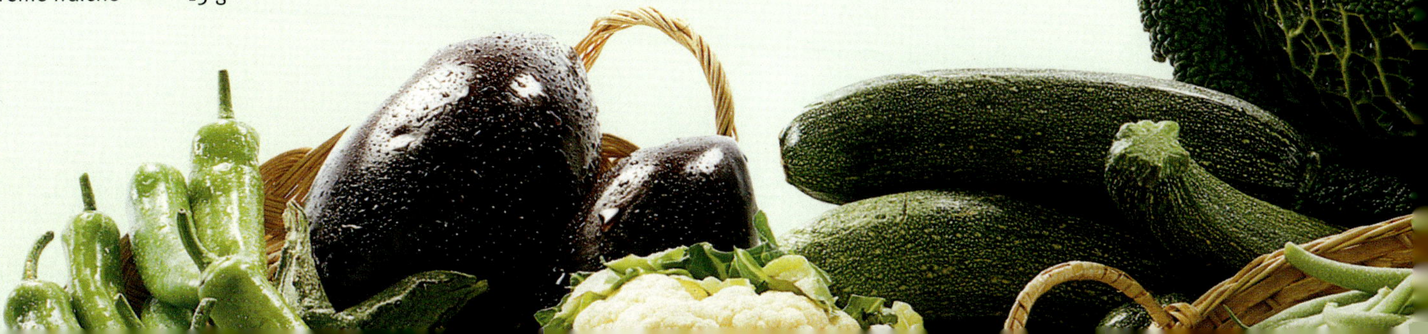

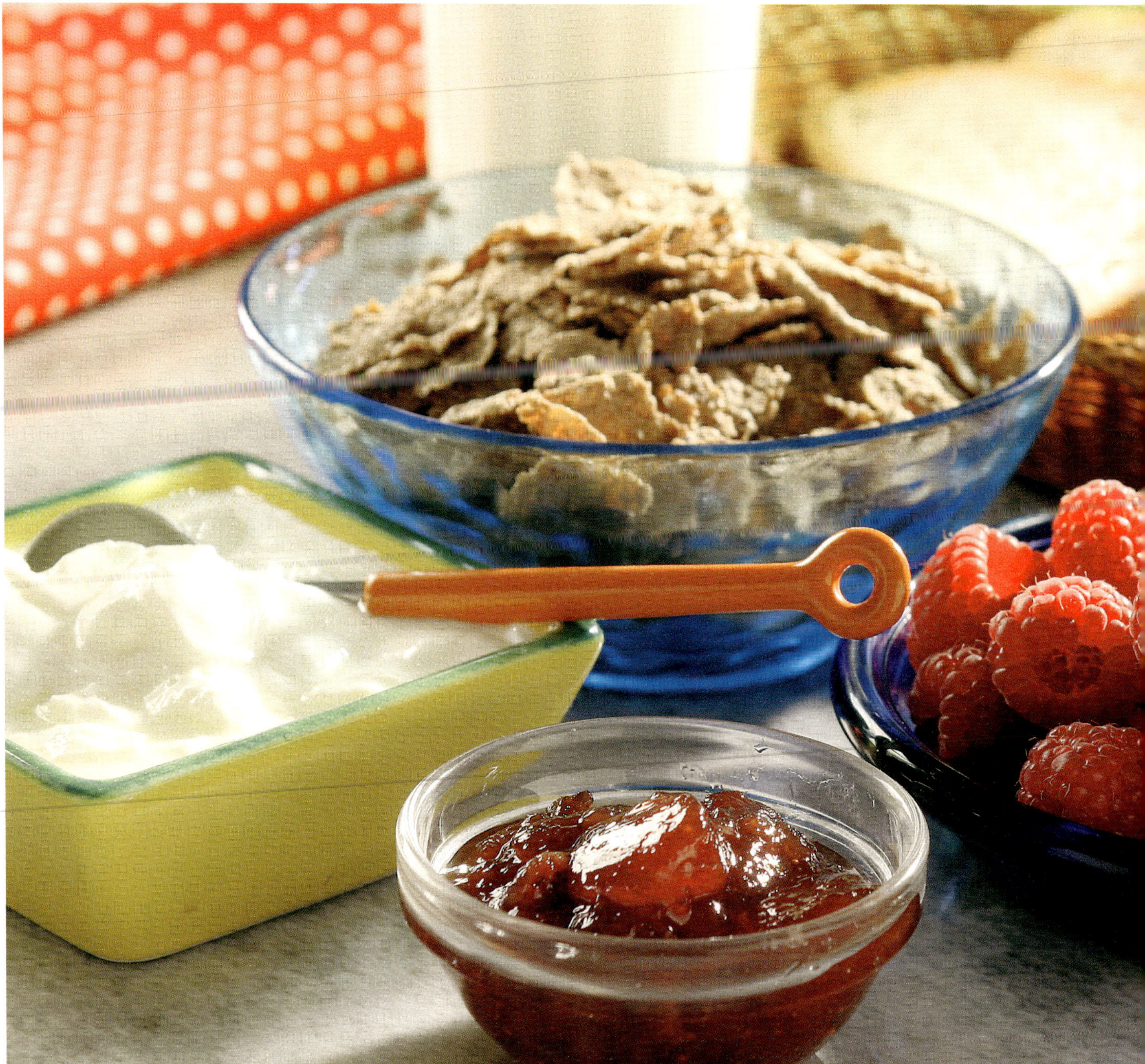

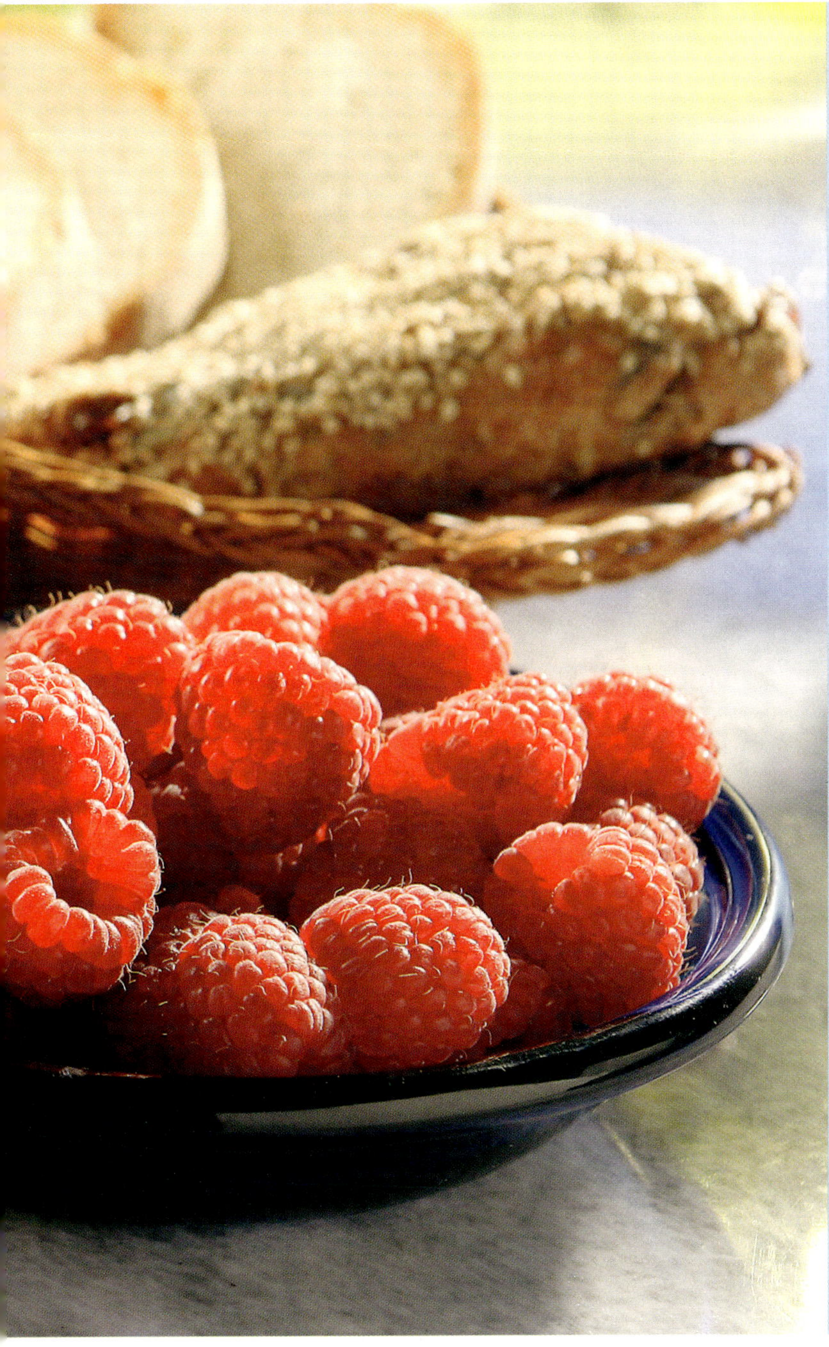

Frühstücks-ideen

Schinken-Erbsen-Rührei

Genau das Richtige für ein herzhaftes Sonntagsfrühstück.

2 Portionen · gut vorzubereiten

4	Eier
1 EL	Crème fraîche
	Salz | Pfeffer
1	Schalotte
100 g	TK-Erbsen
70 g	gekochter Schinken in Scheiben
1 TL	Butter

- Eier mit Crème fraîche gut verschlagen. Mit Salz und Pfeffer würzen. Schalotte sehr fein würfeln. TK-Erbsen leicht antauen lassen. Schinken in kleine, dünne Streifen schneiden.
- Butter in einer Pfanne zum Schmelzen bringen. Schalottenwürfel darin glasig andünsten. Erbsen dazugeben und 5 Minuten dünsten. Mit Salz und Pfeffer würzen.
- Eiermasse dazugeben, etwas stocken lassen und verrühren. Rührei auf zwei Teller verteilen und mit den Schinkenstreifen bestreuen.

Beilage: frisches Baguette.

Nährwerte pro Portion:

340 Kcal, 30 g E, 21 g F, 8 g KH

Knäckebrot mit Kräuterdip

Ein knusprig-knackiger Start in den Morgen für Kalorienbewusste.

2 Portionen · geht schnell

4	Scheiben Knäckebrot
50 g	Kräuterquark
5	Radieschen
1/4	Schlangengurke
2 EL	Kresse

- Knäckebrotscheiben leicht versetzt auf einem großen Teller verteilen. Kräuterquark in ein kleines Schälchen füllen und daneben legen.
- Radieschen waschen und in Scheiben schneiden. Schlangengurke gründlich waschen und in dünne Scheiben schneiden. Radieschen und Gurkenscheiben auf dem Teller verteilen und mit Kresse bestreuen.

Nährwerte pro Portion:

110 Kcal, 4 g E, 2 g F, 19 g KH

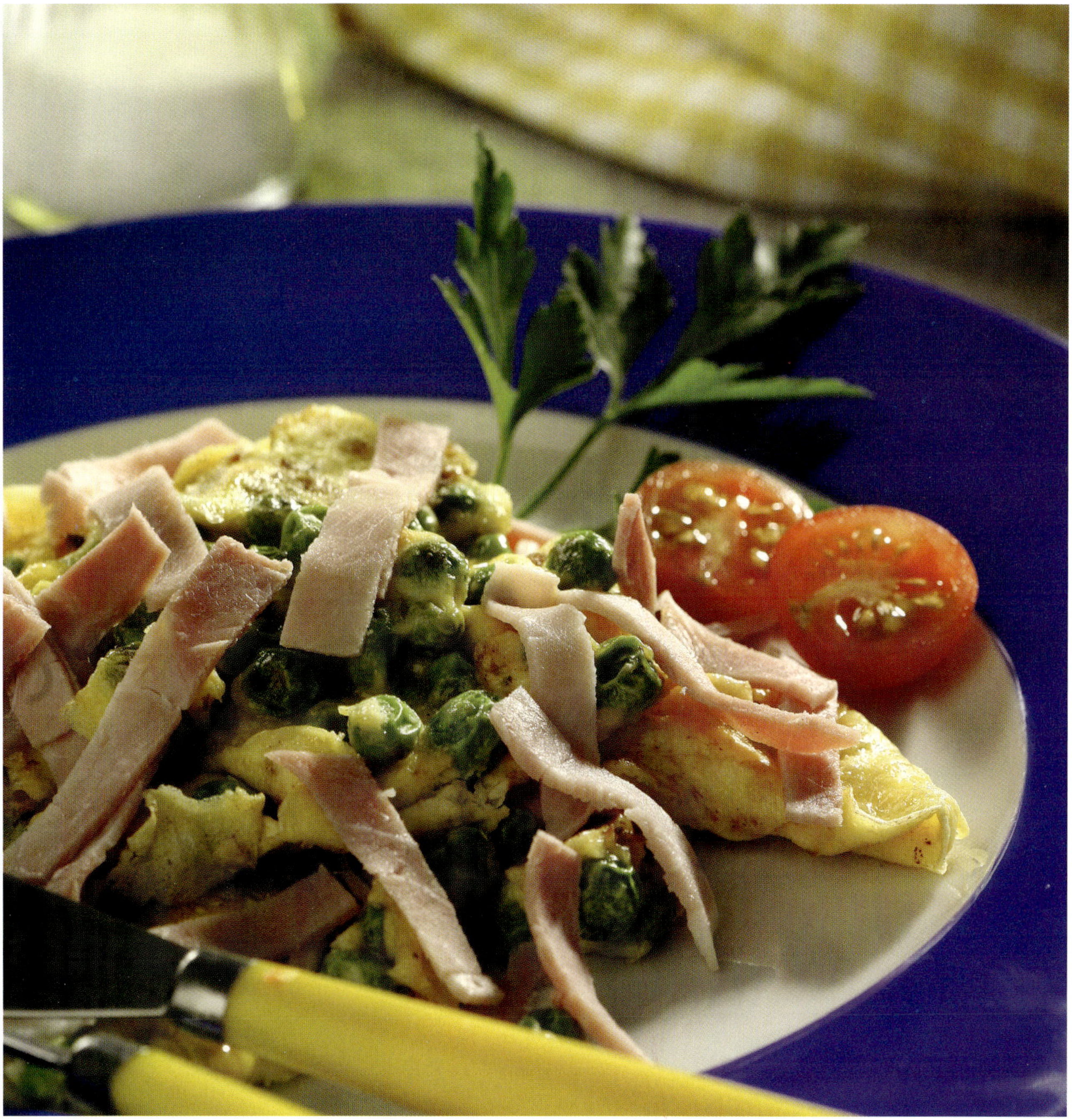

Ei mit Kerbelcreme auf Toast

2 Portionen · braucht etwas mehr Zeit

50 g	Doppelrahm-Frischkäse
1 TL	Senf
3 EL	Milch
10 g	Kerbel
1 TL	Limettensaft
	Salz | Pfeffer
4	Scheiben Vollkorntoast
2	hart gekochte Eier

- Frischkäse, Senf und Milch gut miteinander verrühren. Kerbel waschen, zupfen und einige Blättchen zum Garnieren zur Seite legen. Rest fein hacken. Gehackten Kerbel in die Käsemasse einrühren. Mit Salz, Pfeffer und Limettensaft abschmecken.

- Toastbrote goldbraun toasten und mit der Kerbelcreme bestreichen. Eier pellen und in Scheiben schneiden. Eierscheiben auf die Toastbrote verteilen und mit dem Kerbel garnieren.

Nährwerte pro Portion:

340 Kcal, 16 g E, 18 g F, 29 g KH

Vollkornbrot mit Radieschenquark und Schnittlauch

2 Portionen · geht schnell

8	Radieschen
120 g	Magerquark
	Salz | Pfeffer
2	Scheiben Vollkornbrot
1 TL	Schnittlauchröllchen

- Radieschen waschen, putzen und ganz fein würfeln. Mit dem Quark vermischen und mit Salz und Pfeffer würzen. Brote mit dem Quark bestreichen und mit den Schnittlauchröllchen bestreuen.

Nährwerte pro Portion:

135 Kcal, 1 g E, 11 g F, 20 g KH

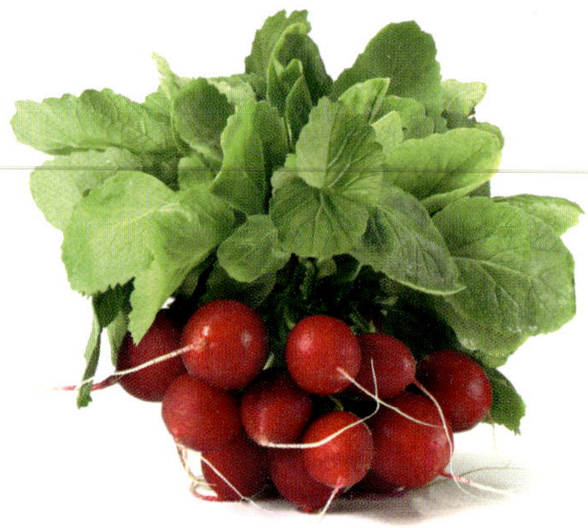

Delikater Lachs zum Frühstück

2 Portionen · geht schnell

	einige Zweige Dill
6 EL	Doppelrahm-Frischkäse
1 EL	Meerrettich (aus dem Glas)
2	Brötchen (z.B. Sesambrötchen)
8	Scheiben Räucherlachs
	Limettensaft

- Dill abspülen und einige Spitzen zum Garnieren zur Seite legen. Den Rest fein hacken. Frischkäse, Meerrettich und Dill gut verrühren.

- Brötchen aufschneiden und mit dem Meerrettichkäse bestreichen. Die Lachsscheiben darauf großzügig verteilen. Mit etwas Limettensaft beträufeln und mit den Dillspitzen garnieren.

Variante: Um eine interessante Geschmacksnote zu erreichen, können Sie auch Koriandergrün statt Dill verwenden.

Nährwerte pro Portion:

425 Kcal, 26 g E, 25 g F, 24 g KH

Tatar zum Frühstück

2 Portionen · geht schnell

4	kleine Zwiebeln
250 g	Tatar
1 TL	Pflanzenöl
1 TL	Senf
	grüner Pfeffer
	Salz
	Paprikagewürz
	Essig
1 TL	frisch gehackter Majoran
3	Eigelb
4	kleine Scheiben Brot

- Zwiebel schälen und ganz fein hacken. Tatar mit den Zwiebelwürfeln vermischen. Öl, Senf und Pfeffer vermengen und dem Tatar zufügen. Mit Salz, Paprika und ein wenig Essig würzen.

- Tatar auf einer Platte anrichten und mit Majoran garnieren. Drei Vertiefungen eindrücken und jeweils 1 Eigelb hineingeben. Brot dazu reichen.

Tipp

Besonders als spätes Frühstück ist das Tatar sehr gut geeignet.

Nährwerte pro Portion:

430 Kcal, 37 g E, 18 g F, 30 g KH

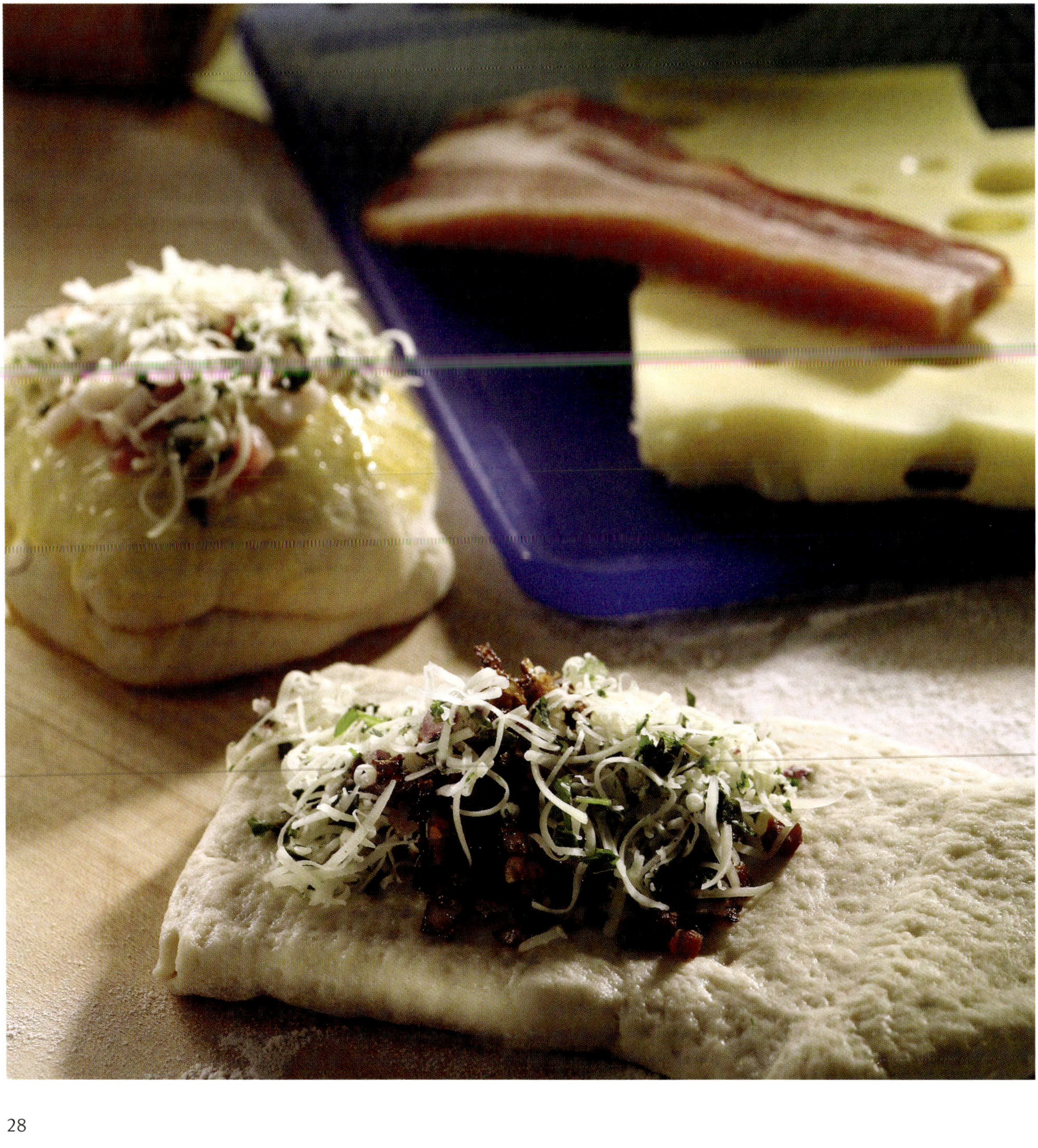

Ofenfrische Käsebrötchen mit Speck

2 Portionen · braucht etwas mehr Zeit

- 15 g geräucherter Bauchspeck
- 1 TL fein gehackte Zwiebel
- 10 g geriebener Käse (Emmentaler)
- 2 TL TK-Kräuter (gemischt)
- 1 Dose Fertigteig für 4 Brötchen
- 1 Eigelb
- Mehl zum Ausrollen

Speck in sehr feine Würfel schneiden. Bis auf einen Löffel in einer Pfanne auslassen. Zwiebel dazugeben und dünsten. Käse mit den Kräutern mischen, 1 EL beiseite legen.

Brötchenteig auf der mit etwas Mehl bestreuten Arbeitsplatte ausrollen. Auf zwei Teigstücke jeweils Zwiebel und Käsemischung verteilen. Den Teig zu Kugeln formen. Brötchen auf ein mit Backpapier ausgelegtes Blech legen und ein Kreuz einschneiden.

Eigelb mit etwas Wasser verquirlen und die Brötchen bestreichen. Mit dem übrigen Käse und Speck belegen. Im vorgeheizten Backofen bei 200 Grad (Umluft 180 Grad) 15 Minuten backen.

Nährwerte pro Portion:

340 Kcal, 11 g E, 16 g F, 39 g KH

Brie mit Sesam auf kräftigem Bauernbrot

2 Portionen · gut vorzubereiten

- 1 EL Sesam
- 1 EL Kerbel
- 2 Zweige Basilikum
- 25 g weiche Butter
- Salz | Pfeffer
- 1 TL Limettensaft
- 2 Scheiben dick geschnittenes frisches Bauernbrot
- 70 g Brie

Sesam in einer Pfanne ohne Fett kurz rösten. Kräuter – bis auf einige Blättchen zum Garnieren – fein hacken. Butter mit $^{2}/_{3}$ des Sesams und den fein gehackten Kräutern vermischen. Mit Salz, Pfeffer und Limettensaft abschmecken.

Brote mit der Sesambutter bestreichen. Käse in dicke Scheiben schneiden und das Brot damit belegen. Brote mit dem übrigen Sesam bestreuen und mit den Kräuterblättern garnieren.

Tipp

Schneller geht es, wenn Sie statt der Sesamsamen Sesampaste verwenden, diese ist in jedem Bioladen erhältlich.

Nährwerte pro Portion:

365 Kcal, 12 g E, 22 g F, 30 g KH

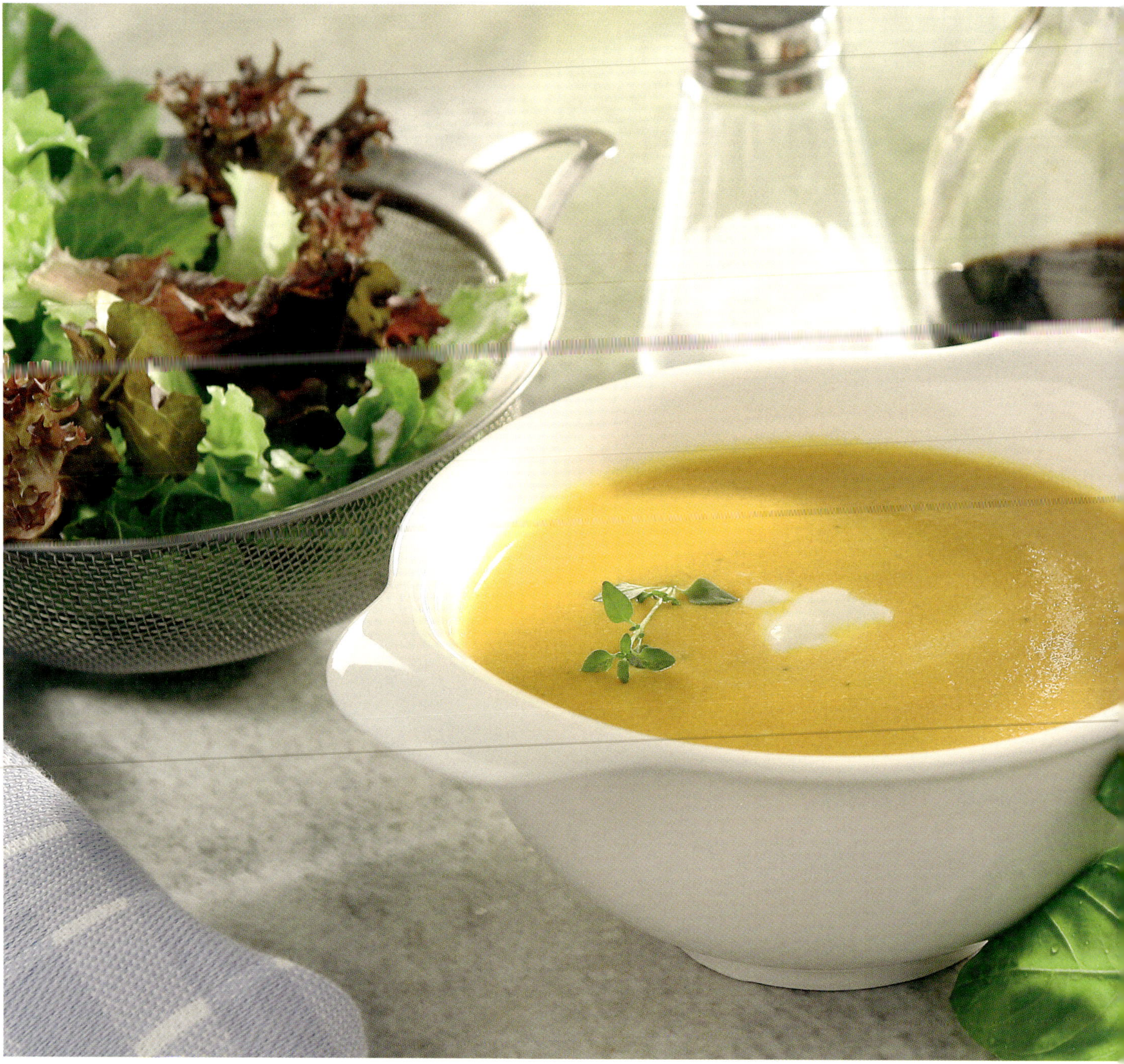

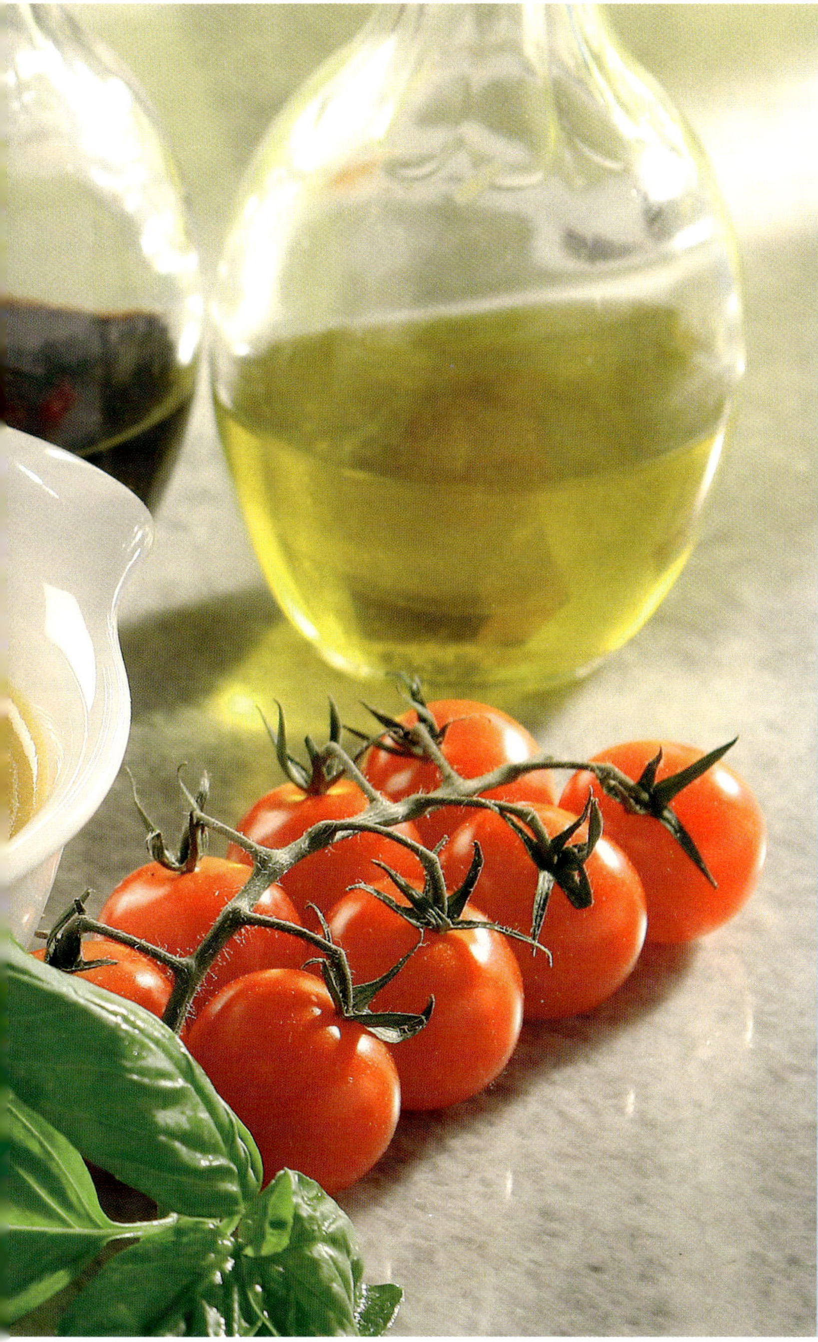

Warme und kalte Kleinigkeiten

Tzatziki

2 Portionen · gelingt leicht

300 g	Jogurt
$^1/_2$	Schlangengurke
	Salz
1	Knoblauchzehen
1 TL	Weißweinessig
1 EL	Olivenöl

- Jogurt eventuell abtropfen lassen. Gurke schälen, grob raspeln und salzen. Gurke etwas ziehen lassen und anschließend in ein Sieb umfüllen und gut abtropfen lassen. Gurke mit dem Jogurt mischen. Knoblauch schälen und in den Jogurt pressen. Essig und Öl unterrühren. Mit Salz abschmecken.

Tipp

Verwenden Sie am besten griechischen Schafsmilchjogurt, den gibt es im Bioladen und auch in gut sortierten Supermärkten.

Nährwerte pro Portion:

155 Kcal, 5 g E, 11 g F, 7 g KH

Rettich-Carpaccio mit Ziegenkäse

2 Portionen · gelingt leicht

$^1/_2$	weißer Rettich
	Salz
1 TL	Keimöl
2	kleine Ziegenkäse (à ca. 80g)
1 EL	Balsamicoessig
2 EL	Olivenöl
1 TL	Kapern
	Pfeffer
	Kapernfrüchte zum Garnieren

- Rettich schälen, waschen und 2 etwas dickere Scheiben abschneiden. Rest vom Rettich in dünne Scheiben schneiden. Die dünnen Scheiben salzen und 15 Minuten ziehen lassen.

- Backblech mit Alufolie auslegen und dünn mit Öl bestreichen. Ofen auf 180 Grad (Umluft 160 Grad) vorheizen. Die dicken Rettichscheiben jeweils mit einem Ziegenkäse belegen und etwa 4 Minuten überbacken.

- Den gesalzenen Rettich mit einem Papiertuch gut trocken tupfen. Auf zwei Tellern verteilen. Mit Balsamicoessig und Olivenöl leicht beträufeln. Mit Kapern und Pfeffer bestreuen. Jeweils eine Rettichscheibe mit Ziegenkäse dazu anrichten. Rettich-Carpaccio mit Kapernfrüchten garnieren und noch warm servieren.

Nährwerte pro Portion:

420 Kcal, 10 g E, 41 g F, 4 g KH

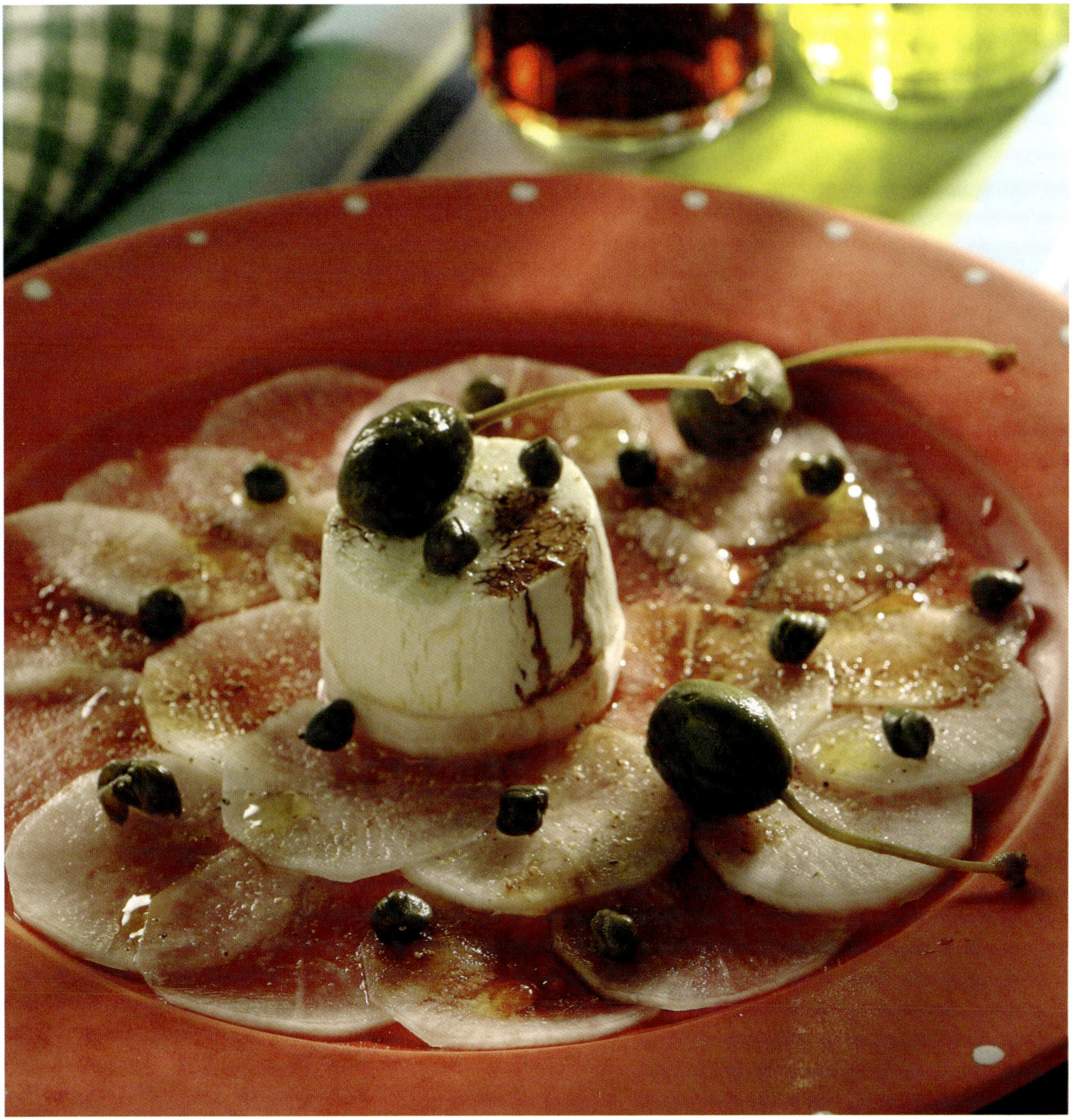

Griechischer Reissalat mit schwarzen Oliven

Da werden Erinnerungen an den Urlaub in Griechenland wach ...

2 Portionen · gelingt leicht

100 g	Corn-Equilinia-Reis (z.B. von Uncle Ben's)
1/2	grüne Paprika
1/2	rote Zwiebel
100 g	Mais
35 g	Oliven
1/2	Knoblauchzehe
2 TL	Essig
	Salz Pfeffer
2 EL	Olivenöl
70 g	Schafskäse

- Reis nach Packungsanleitung kochen und gut abtropfen lassen. Paprika entkernen und in kleine Streifen schneiden, die Zwiebel ebenfalls in Streifen schneiden. Mais und Oliven gut abtropfen lassen. Mit Reis, Paprika und Zwiebel in einer Schüssel gut vermischen.

- Knoblauch schälen und pressen. Aus Knoblauch, Essig, Öl, Salz und Pfeffer ein Dressing herstellen. Schafskäse würfeln und auf dem Salat verteilen. Mit dem Dressing übergießen und servieren.

Nährwerte pro Portion:

480 kcal, 12g E, 26 g F, 49g KH

Endiviensalat mit Speckwürfeln

Durch die Kartoffelmarinade macht diese kleine Zwischenmahlzeit richtig satt.

2 Portionen · preisgünstig

1	Kartoffel
4	Eier
50 g	geräucherter Speck
4 EL	Öl
1	kleine Zwiebel
4 EL	Essig
1 TL	Traubenzucker
	Salz | Pfeffer
1/2	Kopf Endiviensalat

- Kartoffel schälen und in Salzwasser 20 Minuten kochen. Eier hart kochen. Beides abschrecken und auskühlen lassen. Speck in kleine Würfel schneiden. Zwiebel schälen und fein hacken. 1 EL Öl in einer Pfanne heiß werden lassen und die Speckwürfel darin anbraten. Zwiebel dazugeben und glasig dünsten.

- Mit 80 ml Wasser und Essig ablöschen und aufkochen. 3 EL Öl und Traubenzucker einrühren. Mit Salz und Pfeffer abschmecken. Kartoffel zerdrücken und mit der Marinade verrühren. Salat waschen und klein schneiden. Eier schälen und in sechs Teile schneiden. Salat mit der Marinade vermischen. Eierspalten dazugeben und servieren.

Nährwerte pro Portion:

535 Kcal, 22 g E, 45 g F, 12 g KH

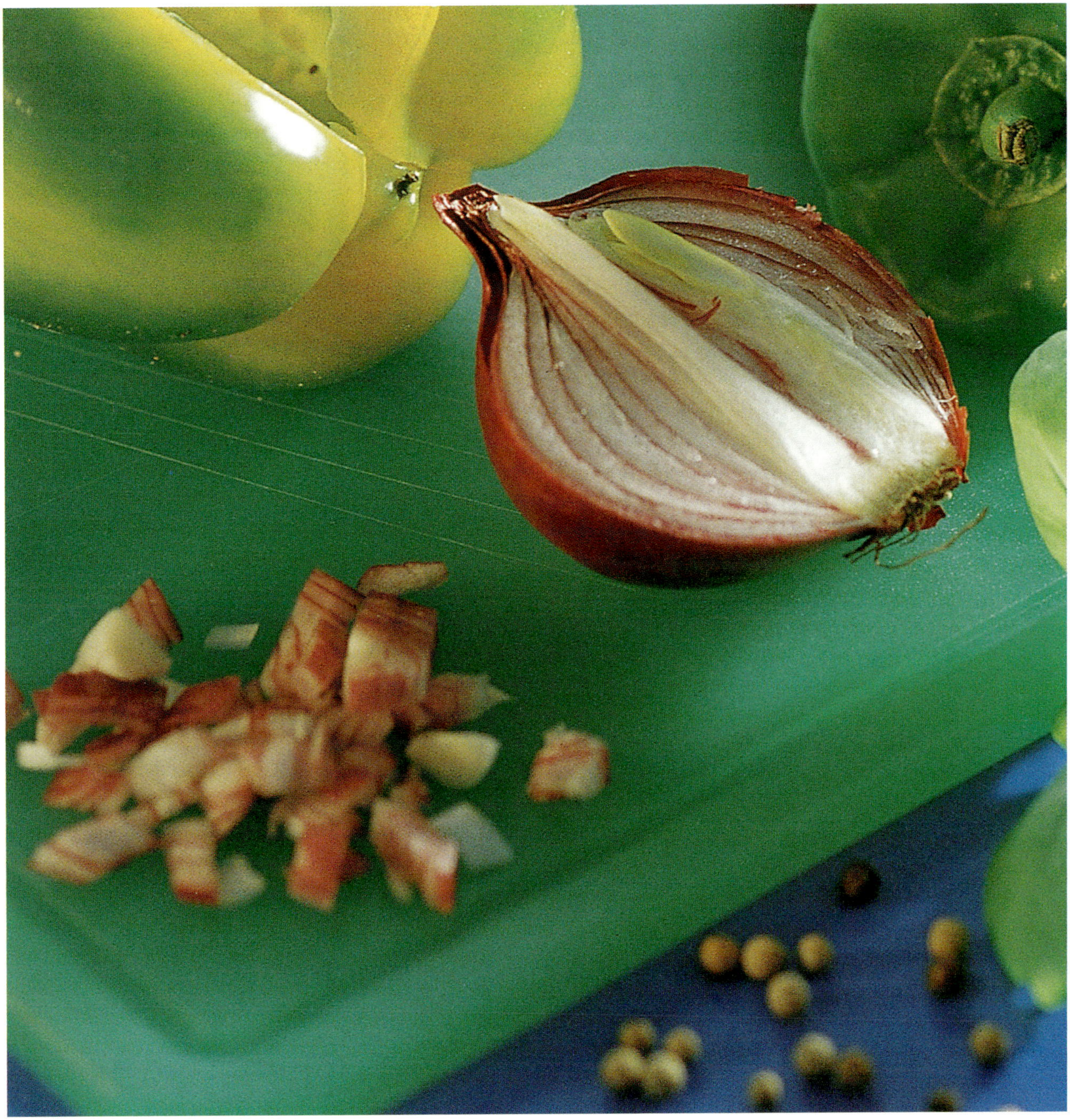

Rinderfilet und Champignons auf frischem Salat

Traubenzucker hilft bei der Verdauung von eventuell vorhandenem Fruchtzucker in den Pilzen.

2 Portionen · gut vorzubereiten

- 1/2 Kopf Radicchio
- 50 g Feldsalat
- 80 g Champignons
- 1 kleine, rote Zwiebel
- 3 EL Rotweinessig
- Salz
- Prise Traubenzucker
- weißer Pfeffer
- 6 EL Öl
- 200 g Rinderfilet
- 2 EL Butterschmalz

Radicchio und Feldsalat putzen und trocken tupfen. Radicchio in kleine Stücke schneiden. Champignons putzen und in Scheiben schneiden. Zwiebel schälen und in dünne Ringe schneiden. Alles auf zwei Tellern anrichten.

Aus Rotweinessig, Salz, der Prise Traubenzucker, weißem Pfeffer und Öl ein Dressing herstellen und dieses über den Salat geben. Rinderfilet 4–5 Minuten im heißen Butterschmalz anbraten. Mit Salz und Pfeffer würzen und ab und zu wenden. Das Fleisch warm auf den Salat geben und sofort servieren.

Nährwerte pro Portion:

510 Kcal, 23 g E, 45 g F, 3 g KH

Hähnchenspieße auf Feldsalat

Leichte, leckere Zwischenmahlzeit, die im Sommer auch mal das Mittagessen ersetzen kann.

2 Portionen · geht schnell

- 200 g Hähnchenbrustfilet
- Salz | Pfeffer
- Paprikagewürz
- 1/2 Zwiebel
- 1 TL Senf
- 1 EL Weißweinessig
- 3 EL Öl
- 80 g Feldsalat
- 1 Bund Radieschen

Hähnchenbrustfilet in 2 cm große Würfel schneiden und mit Salz, Pfeffer und Paprika würzen. Zwiebel fein hacken. Zwiebel, Senf, Essig, Salz und Pfeffer und Öl zu einem Dressing verquirlen. Feldsalat waschen, verlesen und mit dem Dressing mischen.

Öl in einer Pfanne erhitzen und die Hähnchenwürfel darin anbraten. Radieschen putzen und halbieren. Die Hähnchenwürfel auf kleine Holzspieße stecken und auf dem Feldsalat anrichten. Radieschen dazulegen.

Nährwerte pro Portion:

280 Kcal, 25 g E, 19 g F, 2 g KH

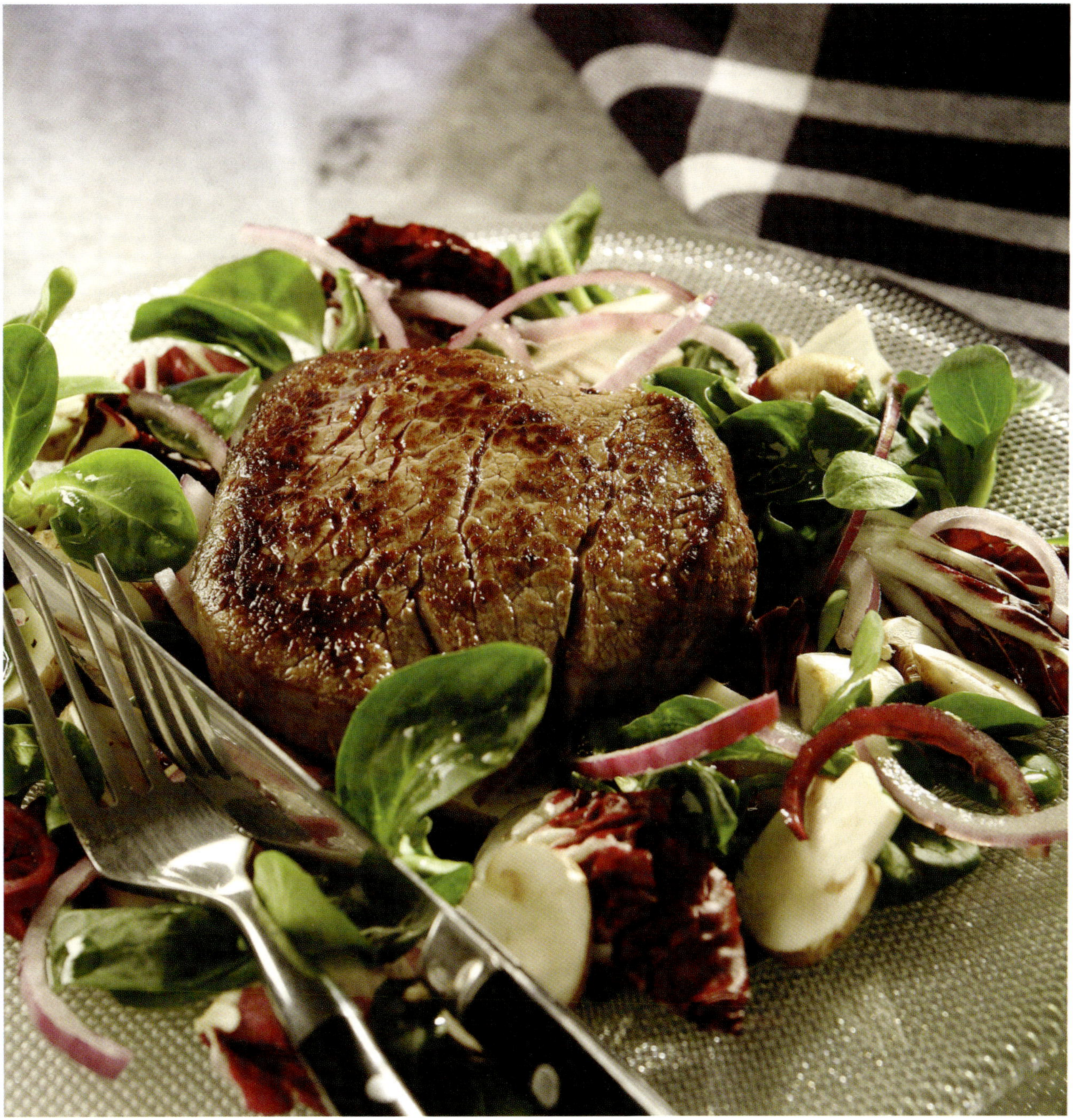

Papayapute auf Feldsalat

Papayas enthalten das Enzym Papain. Dadurch sind sie besonders gut verdaulich und machen außerdem jedes Fleisch schön zart.

2 Portionen · gut vorzubereiten

- 1 Papaya
- 200 g Feldsalat
- 150 g Möhren
- 300 g Putenschnitzel
- 2 EL Öl
- Salz | Pfeffer
- 3 EL Sherryessig
- [illegible] EL Öl
- 2 fein gewürfelte Schalotten
- 1 EL gehacktes Basilikum
- 1/2 Bund Petersilie, gehackt
- 1/2 Bund Kerbel, gehackt

Papaya schälen, entkernen und in dünne Streifen schneiden. Feldsalat gründlich putzen und trocken tupfen. Möhren schälen und in feine Streifen schneiden. Das Putenfleisch ebenfalls in Streifen schneiden.

Öl in einer Pfanne erhitzen und die Geflügelstreifen kräftig darin anbraten. Mit Salz und Pfeffer würzen. Aus Sherryessig, Öl, Schalotten, Kräutern, Salz und Pfeffer ein Dressing herstellen

Feldsalat auf dem Teller verteilen, Papaya, Möhren und Putensteifen darauf anrichten und mit der Marinade beträufeln.

Passt gut zu: Vollkornbrötchen.

Nahrwerte pro Portion:

540 Kcal, 40 g E, 38 g F, 8 g KH

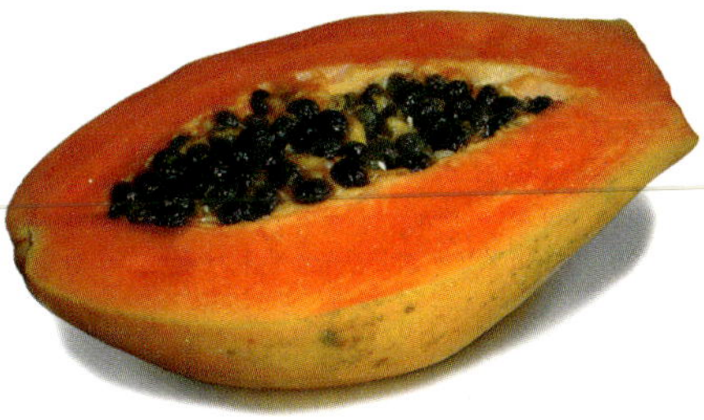

Matjestatar

2 Portionen · geht schnell

6 einfache oder
3 doppelte Matjesfilets
1/2 grüne Paprikaschote
1 rote Zwiebel
3 EL Limettensaft
Salz | Pfeffer

- Matjesfilets mit einem scharfen Messer in ganz kleine Würfelchen schneiden. Paprikaschote waschen, halbieren und entkernen. Paprika ebenfalls in ganz kleine Würfelchen schneiden. Zwiebel schälen und ganz fein hacken.
- Alles gut miteinander vermischen. Mit Limettensaft, Salz und Pfeffer würzen.

Tipp

Wenn Sie den Matjestatar eine Weile ziehen lassen, schmeckt er intensiver.

Nährwerte pro Portion:

525 Kcal, 34 g E, 41 g F, 5 g KH

Thunfischdip

2 Portionen · geht schnell

1/2 Dose Thunfisch
2 Knoblauchzehen
1 EL Kapern
1 EL Limettensaft
Schuss leichter Weißwein
2 EL Olivenöl
1 EL Crème fraîche
Salz | Pfeffer

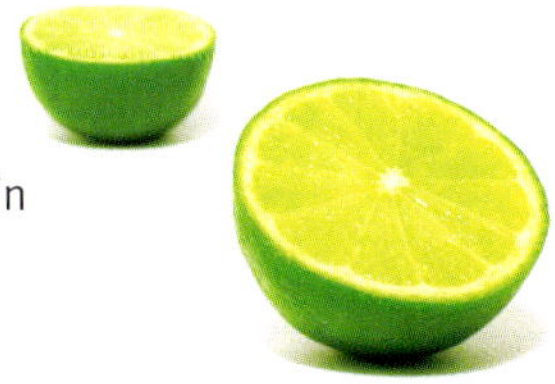

- Thunfisch gut abtropfen lassen. Knoblauch schälen. Knoblauch, Kapern, Limettensaft, Wein und Öl im Mixer gut pürieren. Crème fraîche unterheben und mit Salz und Pfeffer abschmecken.

Beilagen: Den Thunfischdip können Sie auf Ihrer Party mit Weißbrot, Grissini, rohem Gemüse oder einer heißen Kartoffel servieren!

Nährwerte pro Portion:

245 Kcal, 8 g E, 21 g F, 5 g KH

MEHR WISSEN

Kleine Warenkunde: Matjes

Matjes ist Hering, der sich gerade nicht in seiner Fortpflanzungsphase befindet und daher weder Milch noch Rogen hat – nur dann hat er den berühmten, hohen Fettgehalt. Matjes reift mithilfe von Enzymen in einer Salzlake und ist besonders mild.

Kaltwasserfische wie der Hering enthalten einen hohen Anteil der essenziellen, mehrfach ungesättigten Omega-3-Fettsäuren. Diese haben einen günstigen Einfluss auf den Blutdruck und dienen als wichtige „Herzschutzfaktoren“. Daneben enthält Hering viele wichtige Mengen- und Spurenelemente wie Kalzium, Magnesium, Eisen, Zink und Jod sowie Vitamine der B-Gruppe und die Vitamine D und E.

Matjes passt zu fast allen Gemüsen, Soßen und Beilagen. Man sollte Matjes aber nicht erwärmen oder mitgaren.

AVOCADO

Avocadofächer mit Lachs

2 Portionen · geht schnell

1	reife Avocado
1	Schuss Limettensaft
	Salz | Pfeffer
1 EL	Schalottenwürfel
1 TL	TK-Dill, gehackt
50 g	Räucherlachs

- Avocado halbieren, entkernen und schälen. Die Hälften fächerförmig aufschneiden und auf zwei Tellern anordnen. Mit etwas Limettensaft beträufeln. Avocado mit Salz und Pfeffer würzen.

- Schalottenwürfel darüber verteilen. Dill über den ganzen Teller streuen. Räucherlachs in feine Streifen schneiden und auf den Tellern anrichten.

Nährwerte pro Portion:

210 Kcal, 7 g E, 20 g F, 2 g KH

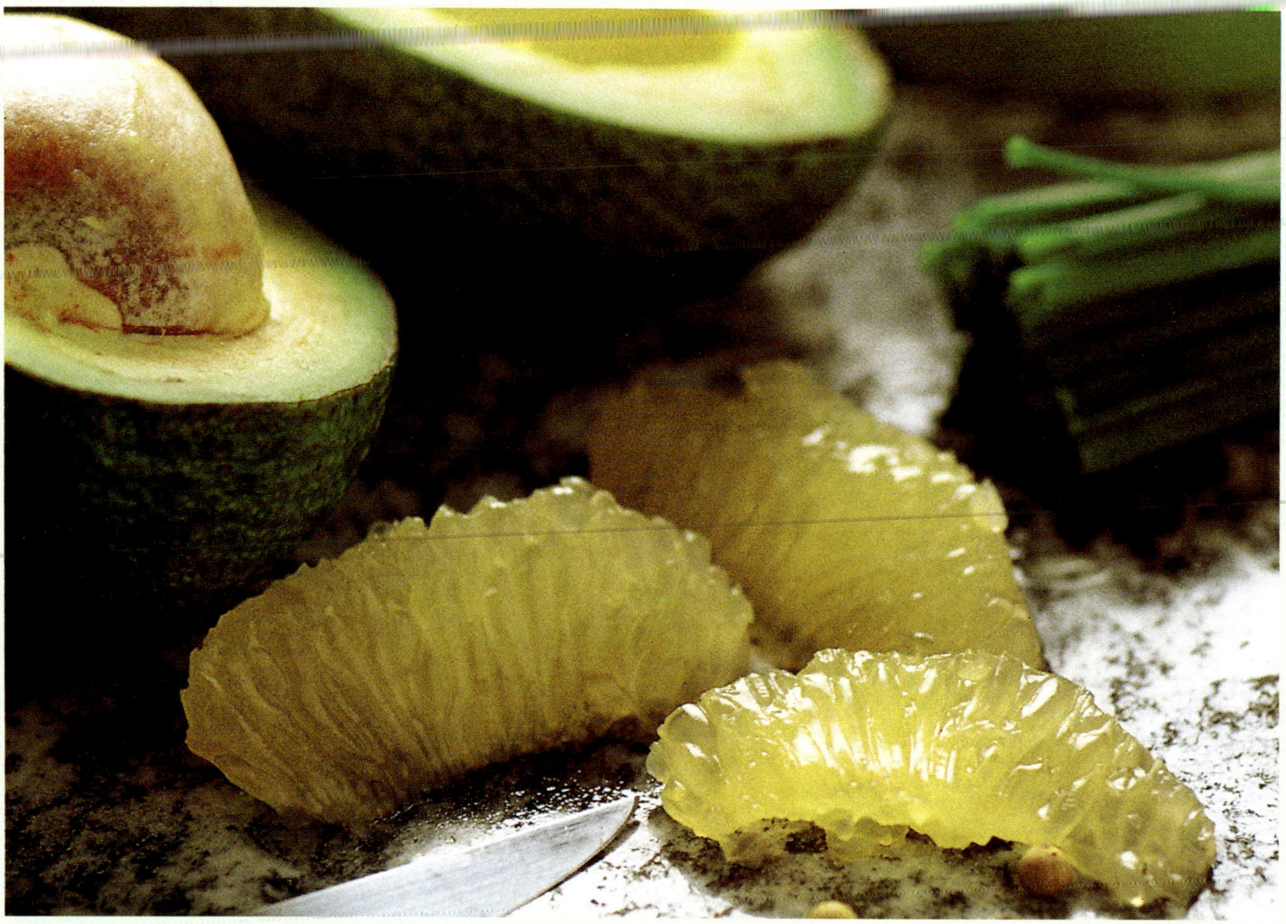

Avocado mit Parmesan

2 Portionen · geht schnell

1	reife Avocado
8	gemischte Salatblätter
	Salz | Pfeffer
1 EL	gemischte Salatkräuter (TK)
1 EL	Weißweinessig
2 EL	Öl
50 g	junger Parmesan am Stück

- Avocado halbieren, entkernen und schälen. Salatblätter abbrausen, gut abtropfen und jeweils auf zwei Tellern verteilen. Die Avocadohälften fächerförmig aufschneiden und auf dem Salat anordnen. Mit Salz und Pfeffer würzen.
- Aus Salatkräutern, Essig und Öl ein Dressing herstellen. Mit Salz und Pfeffer abschmecken. Dressing auf zwei Tellern verteilen. Parmesan grob über die beiden Teller hobeln.

Nährwerte pro Portion:

385 Kcal, 10 g E, 38 g F, 1 g KH

Avocadoaufstrich

2 Portionen · geht schnell

1	reife Avocado
1–2 TL	Sojasoße

- Avocado halbieren, Kern entfernen und Fruchtfleisch mit einem Löffel entnehmen. In einem Mixer pürieren, bis das Fruchtfleisch eine streichbare Konsistenz hat. Sojasoße einrühren.

Tipp

Der Avocadoaufstrich passt gut zu allen hellen Brotsorten oder auch für Kräcker zum Dippen.

Nährwerte pro Portion:

170 Kcal, 2 g E, 18 g F, 1 g KH

MEHR WISSEN

Kleine Warenkunde: Avocado

Die Avocado gehört zu den wenigen Obstsorten, die sehr wenig Fructose enthalten: Auf 100 g Frucht entfallen gerade mal 0,02 g Fructose. Die Avocado enthält außerdem viel Eisen und bis zu 30 % ungesättigte Fettsäuren. Es gibt sehr viele verschiedene Sorten, die bekanntesten sind: Ettlinger, Fuerte, Nabel und die warzige, besonders aromatische Hass. Das Fruchtfleisch muss zartgrün und butterweich sein. Die Avocado ist das ganze Jahr über erhältlich.

- Achten Sie beim Kauf auf die Reife der Avocados. Kleine, unreife und harte Früchte nicht verarbeiten, denn sie schmecken nicht!
- Die Avocado niemals mitkochen, dadurch bekommt sie einen bitteren Beigeschmack.
- Damit die Avocado ihr gutes Aussehen behält, beträufeln Sie diese mit Zitronensaft oder Essig. So vermeiden Sie eine braune Verfärbung.
- Man lagert die Früchte am besten in Zeitungspapier eingewickelt bei Zimmertemperatur.

KLEINIGKEITEN

Edler Krabbencocktail

Schmeckt auch auf einer Party gut und lässt sich außerdem gut vorbereiten.

2 Portionen · gelingt leicht

4	knackig frische Kopfsalatblätter
75 g	Jogurt
2 EL	saure Sahne
1 EL	Limettensaft
	Salz | Pfeffer
1/2	Bund Dill oder Schnittlauch
150 g	gekochte, kleine Garnelen (ausgepult)

- Salatblätter auf zwei Kelchgläser oder kleine Schüsseln verteilen. Jogurt, saure Sahne und Limettensaft verquirlen. Mit Salz und Pfeffer würzen. Dill oder Schnittlauch abbrausen. Fein aufschneiden und die Hälfte davon unter die Jogurt-Limetten-Creme rühren.

- Garnelen kurz abbrausen und gut abtropfen lassen. Dann auf die Kelchgläser verteilen. Mit der Soße übergießen und mit den restlichen Kräutern bestreuen.

Passt gut zu: Frischem hellem Baguette.

Nährwerte pro Portion:

135 Kcal, 18 g E, 5 g F, 5 g KH

Weißbrot mit Lachskaviar

Rucola fördert die Verdauung – am besten schmeckt er, wenn Sie nur ganz frische Pflanzen verwenden und die Stiele entfernen.

4 Portionen · geht schnell

25 g	Senf
25 ml	Balsamico-Essig
20 ml	Rapsöl
	Zucker
	Gartenkräuter
	Salz | Pfeffer
4	Scheiben Weißbrot
	Butterschmalz
1/2	Knoblauchzehe, gehackt
60 g	Butter
400 g	Lachskaviar
250 g	Rucola

- Für das Dressing Senf, Essig, etwas Rapsöl und Zucker verrühren, bis es dickflüssig ist. Unter ständigem Rühren das restliche Öl zugeben und mit den Kräutern, Salz und Pfeffer würzen.

- Die Brotscheiben in heißem Butterschmalz mit Knoblauch anrösten. Die abgekühlten Scheiben mit Butter bestreichen. Den Lachskaviar großzügig auf die Brotscheiben verteilen. Den Rucola mit dem Dressing marinieren und auf den Kaviar geben.

Nährwerte pro Portion:

530 kcal, 30 g E, 37 g F, 21 g KH

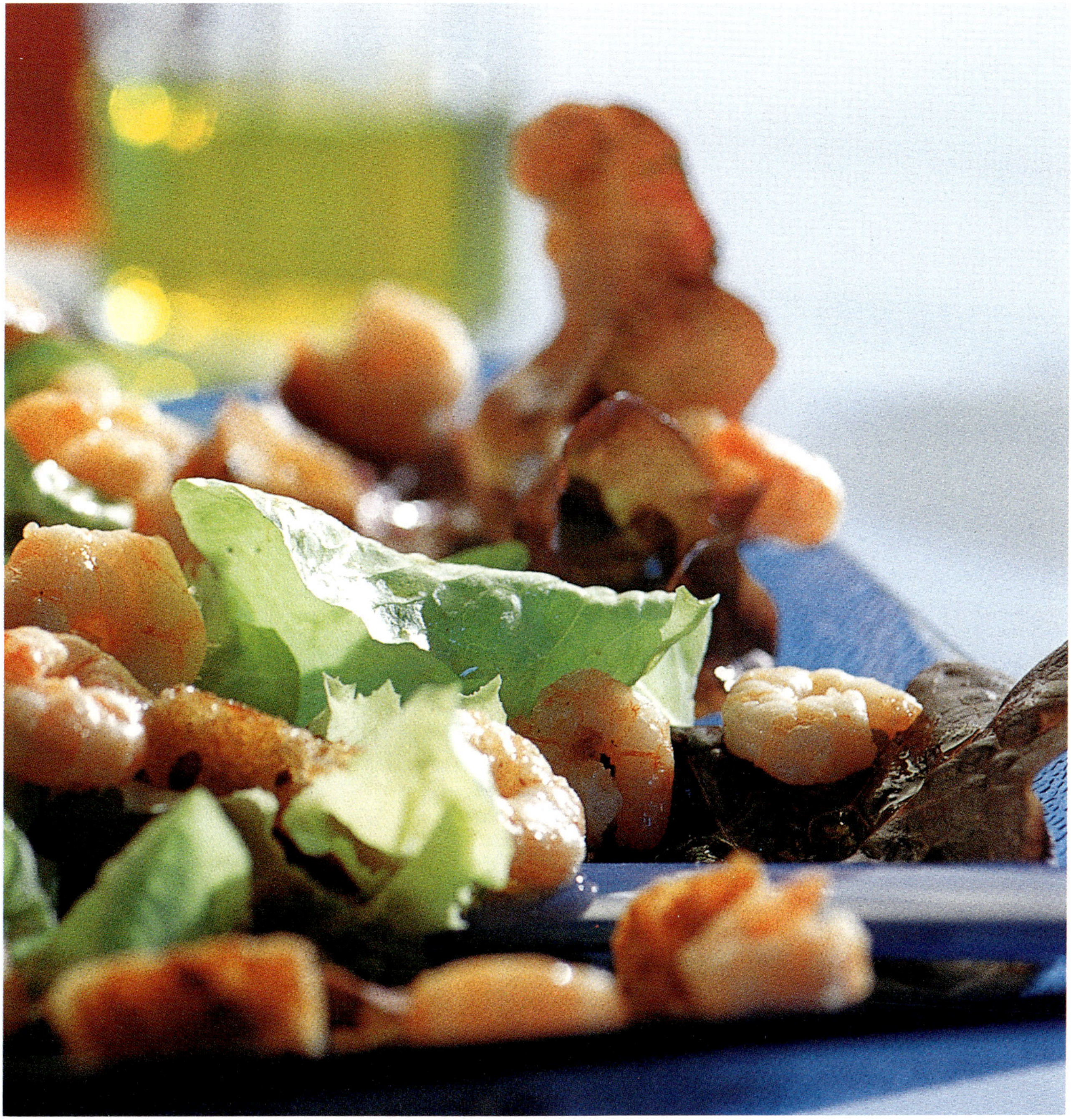

Lachsröllchen mit feiner Crème-fraîche-Füllung

2 Portionen · gelingt leicht

1	Ei
2 EL	Milch
	Salz
3 EL	Mehl
1 EL	Öl
2 TL	Dill, frisch gehackt
2	Scheiben Räucherlachs
50 g	Crème fraîche
1 TL	Meerrettich, frisch gerieben

- Aus Ei, Milch, 25 ml Wasser, Mehl und einer Prise Salz einen glatten Teig herstellen. Zugedeckt 10 Minuten quellen lassen.
- Öl in einer Pfanne erhitzen und aus der Hälfte des Teigs einen Crêpe herstellen. Einmal wenden, warm stellen und den Vorgang wiederholen.
- Crêpe mit jeweils einer Scheibe Lachs belegen und mit Crème fraîche bestreichen. Etwas Meerrettich reiben und darauf verteilen. Mit Dill bestreuen. Crêpe einrollen, in der Mitte durchschneiden und servieren!

Nährwerte pro Portion:

320 Kcal, 12 g E, 20 g F, 23 g KH

Matjesfilet in bunter Radieschensoße

2 Portionen · geht schnell

4	Matjesfilets
1/2	Bund Radieschen
1	hart gekochtes Ei
1	Frühlingszwiebel
25 g	Kapern
70 g	Crème fraîche
60 ml	Schlagsahne
2 EL	Salatmajonäse
1 EL	Schnittlauchröllchen
	Pfeffer
	Traubenzucker

- Matjesfilets abspülen und gut trocken tupfen. Radieschen putzen, in Scheiben schneiden und dann in Stifte schneiden. Ei pellen und klein würfeln. Frühlingszwiebeln fein hacken.
- Die Hälfte der Kapern hacken. Gehackte Kapern, 1 EL Kapernsud, Crème fraîche, geschlagene Sahne, Majonäse, Schnittlauch, Pfeffer, Traubenzucker mit der Hälfte der Radieschen, den Frühlingszwiebeln und Eiern vermischen.
- Die Masse auf eine Platte geben, Matjes zu Röllchen formen und darauf anrichten. Mit den restlichen Radieschen und Kapern bestreuen.

Passt gut zu: Pellkartoffeln oder einfach nur zu Baguette.

Nährwerte pro Portion:

605 Kcal, 24 g E, 49 g F, 17 g KH

Frischer Spargel an Béchamelsoße mit Shrimps

Der Klassiker im Frühling – das „königliche Gemüse".

- Den weißen Spargel waschen, schälen und die Enden abschneiden. Grünen Spargel waschen und nur an den Enden schälen. Die Spargelstangen auf gleiche Länge schneiden. Salzwasser zum Kochen bringen und 1 TL Butter und den Zucker dazugeben.
- Spargel bei mittlerer Hitze etwa 15 Minuten garen. Butter in einem Topf zum Schmelzen bringen. Mehl dazugeben und anschwitzen. Unter Rühren Milch und Spargelsud dazugeben. Krebsbutter und Sahne einrühren und nochmals aufkochen lassen.
- Shrimps dazugeben. Mit Salz und Pfeffer würzen. Spargel auf einer Platte anrichten. Den geräucherten Schinken daneben verteilen. Die Soße dazu reichen.

2 Portionen · gut vorzubereiten

500 g	Spargel (grün und weiß)
1 TL	Butter
	Salz
	Traubenzucker
2 EL	Butter
1 TL	Mehl
60 ml	Milch
60 ml	Spargelsud
2 EL	Krebsbutter
1 EL	Schlagsahne
60 g	Shrimps
	Pfeffer | Salz
200 g	geräucherter Schinken

Tipp

Spargel schmeckt nach dem Garen manchmal etwas streng. Das verhindern Sie, indem sie eine Prise Traubenzucker mit ins Kochwasser geben.

Nährwerte pro Portion:

480 Kcal, 32 g E, 36 g F, 7 g KH

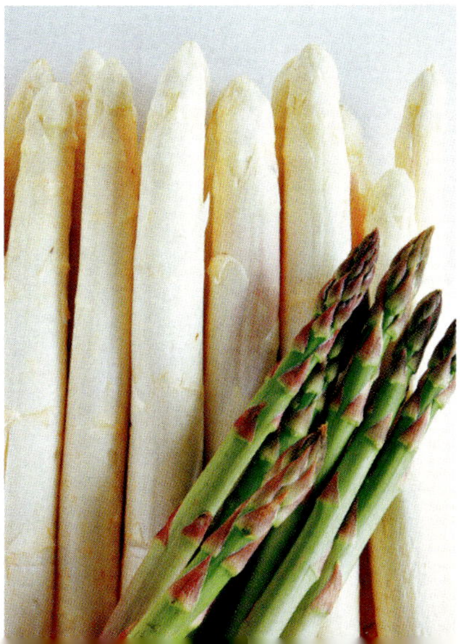

Sellerie-Kartoffel-Suppe mit Lachs

Die Lachsstreifen machen diese Suppe zu einer edlen Vorspeise.

2 Portionen · preisgünstig

220 g	Kartoffeln
300 g	Knollensellerie
1	kleine Zwiebel
2 EL	Butter
500 ml	Hühnerbrühe
3 TL	Balsamicoessig
	Salz | Pfeffer
	Traubenzucker
150 g	Räucherlachs
70 g	Schmand
1/2	Bund Dill

- Kartoffeln und Knollensellerie schälen und in Stücke schneiden. Zwiebel fein würfeln. Butter in einer Pfanne zum Schmelzen bringen und das Gemüse darin andünsten.
- Mit der Brühe ablöschen und den Essig dazugeben. Mit Salz, Pfeffer und dem Traubenzucker würzen. Die Suppe einmal aufkochen lassen und zugedeckt bei mittlerer Hitze 20 Minuten kochen lassen.
- Den Lachs in feine Streifen schneiden. Die Suppe von der Herdplatte nehmen und pürieren. Schmand unterrühren und abschmecken. Dill fein hacken. Räucherlachs in die Suppe geben und mit dem Dill garnieren.

Nährwerte pro Portion:

480 Kcal, 24 g E, 33 g F, 22 g KH

Avocadosuppe

Die Avocado ist reich an wertvollen ungesättigten Fettsäuren, die für unseren Körper notwendig sind.

2 Portionen · geht schnell

350 ml	Hühnerbrühe
1	Avocado
1	Zitrone
	Salz | Pfeffer
50 ml	Schlagsahne

- Die Hühnerbrühe erhitzen. Avocado schälen, halbieren und entsteinen. Das Fruchtfleisch mit dem Saft einer halben Zitrone im Mixer pürieren und in die heiße, nicht kochende Hühnerbrühe einrühren.
- Mit Salz und Pfeffer abschmecken, Sahne steif schlagen. Suppe auf zwei Teller verteilen und die Sahne darauf geben. Eine Zitronenhälfte in vier Scheiben schneiden und damit garnieren.

Nährwerte pro Portion:

345 Kcal, 6 g E, 32 g F, 8 g KH

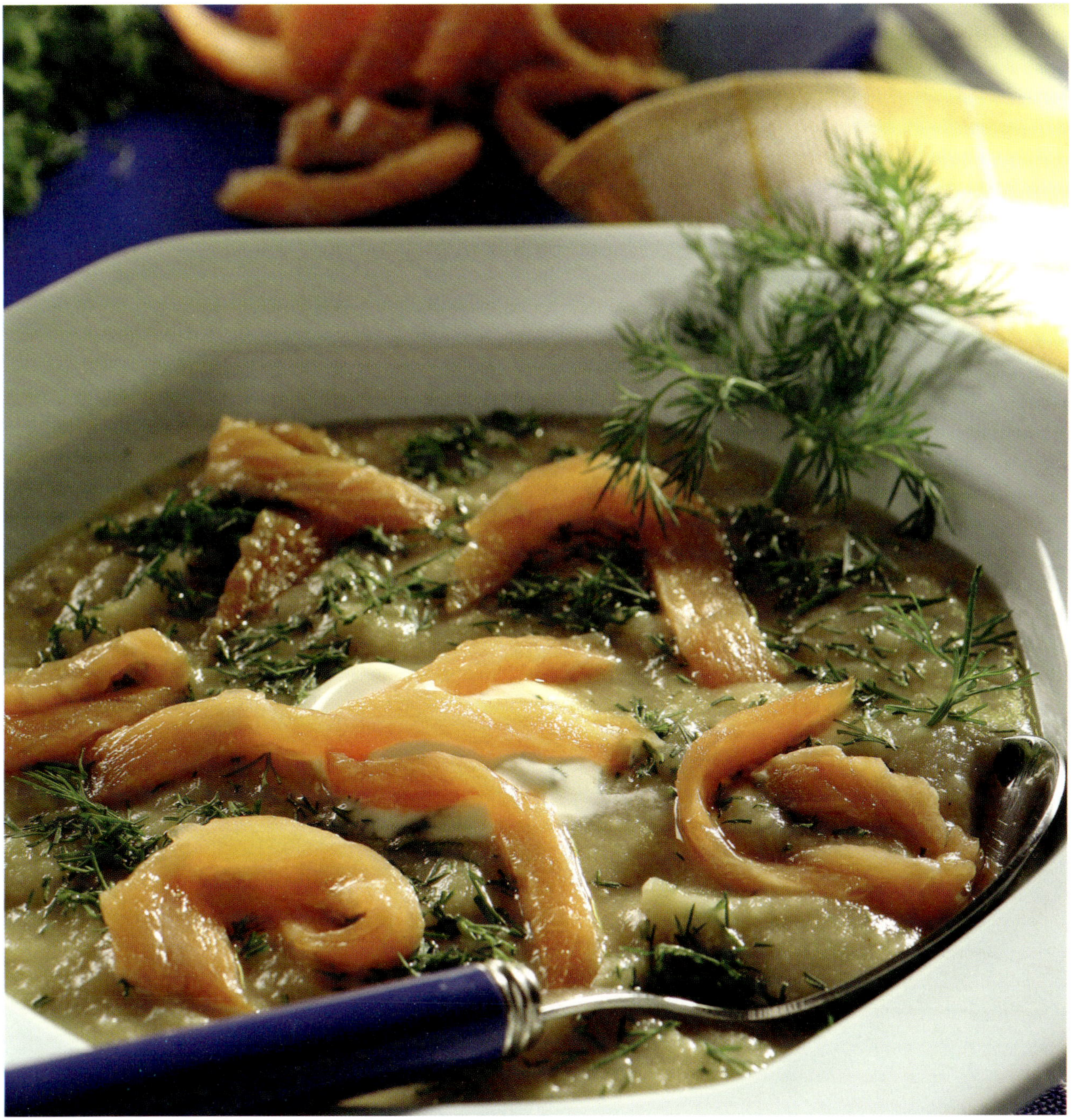

Frühlingssuppe

Egal ob als kleine Mahlzeit oder als Vorspeise – die Frühlingssuppe schmeckt immer gut.

2 Portionen · gelingt leicht

120 g	Kartoffeln, mehlig kochend
1/2	Zwiebel
500 ml	Gemüsebrühe
50 g	Spinat
1/2	Bund Petersilie
1/2	Bund Schnittlauch
	etwas Kresse
50 g	Butter
	Salz | Pfeffer
50 g	Sahne

- Die Kartoffeln waschen, schälen und klein würfeln. Die Zwiebel schälen und fein hacken. Beides zusammen mit der Brühe in einen Topf geben und zum Kochen bringen. Zugedeckt bei schwacher Hitze etwa 15 Minuten köcheln lassen.

- Spinat und Kräuter waschen und grob hacken. Beides zu der Brühe geben und kurz ziehen lassen, danach mit einem Pürierstab pürieren

- Sahne langsam in die Suppe einrühren und kurz aufkochen lassen. Mit Salz und Pfeffer abschmecken. Sahne steif schlafen. Suppe auf zwei Teller verteilen, jeweils mit einem Sahnetupfer garnieren und mit Kresseblättchen bestreuen.

Nährwerte pro Portion:

200 Kcal, 5 g E, 16 g F, 11 g KH

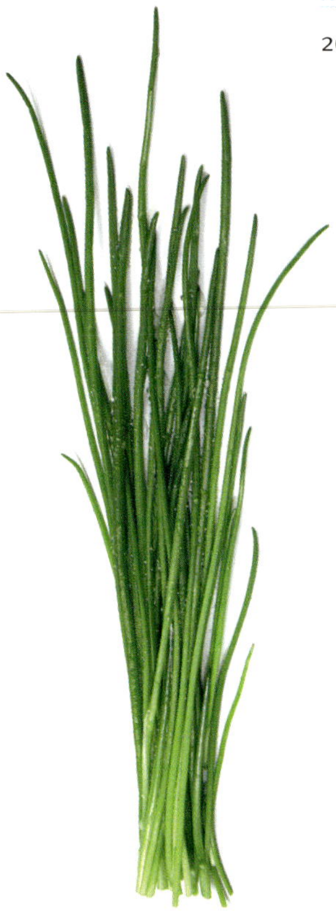

Selleriecreme-Suppe

2 Portionen · preiswert

1	kleine Zwiebel
180 g	Knollensellerie
1	große Kartoffel
1 EL	Butter
1 TL	Gemüsebrühe
60 ml	Sahne
1	Eigelb
	Salz I Pfeffer
2 EL	Kerbel, frisch gehackt
2 EL	Schnittlauch, frisch gehackt

- Zwiebel fein hacken. Sellerie und die Kartoffel schälen, waschen und grob würfeln. Butter in einem Topf zum Schmelzen bringen und die Gemüsewürfel dünsten. Mit 180 ml Wasser ablöschen und aufkochen lassen. Brühe dazugeben und 20 Minuten bei mittlerer Hitze zugedeckt köcheln lassen.

- Die Suppe pürieren und die Hälfte der Sahne einrühren. Den Topf von der Herdplatte nehmen. Eigelb mit der restlichen Sahne verquirlen und in die Suppe rühren. Mit Salz und Pfeffer würzen. Die Kräuter unterrühren (etwas davon zum Garnieren zur Seite legen). Die Suppe mit den restlichen Kräutern bestreut servieren.

Nährwerte pro Portion:

265 Kcal, 7 g E, 19 g F, 16 g KH

Japanische Wakamesuppe

2 Portionen · geht schnell

100 g	Algen (Wakame oder Arame)
100 ml	Wasser
1/2	Zwiebel
1/2	Knoblauchzehe
1 EL	Olivenöl
1 EL	Mehl
1 EL	Butter
40 g	Frischkäse mit Kräutern
20 g	Frischkäse mit grünem Pfeffer
	Fondor
	Pfeffer

- Algen in heißem Wasser 10 Minuten einweichen und wieder herausnehmen. Das Wasser zur Seite stellen. Zwiebel schälen und fein hacken. Knoblauch fein pressen. Öl in einer Pfanne heiß werden lassen und die Zwiebeln sowie den Knoblauch anbraten.

- Butter in einem Topf zum Schmelzen bringen und mit dem Mehl eine Mehlschwitze zubereiten. Die Mehlschwitze nicht zu braun werden lassen. Mit dem Einweichwasser aufgießen.

- Algen in feine Streifen schneiden (Wakame von den Rippen trennen). Gemeinsam mit dem Frischkäse in die Suppe geben und mit etwas Wasser bis zur gewünschten Konsistenz aufgießen. Mit Pfeffer und Fondor abschmecken und 10 Minuten köcheln lassen.

Nährwerte pro Portion:

215 Kcal, 8 g E, 17 g F, 9 g KH

KLEINIGKEITEN

Champignons in Gorgonzolacreme

Durch den Gorgonzola erhält dieses Gericht eine pikante Note.

2 Portionen · gelingt leicht

1	Zwiebel
600 g	Champignons
1 EL	Margarine
100 g	TK-Erbsen
	Salz | Pfeffer
50 ml	Sahne
1 EL	Weißweinschorle
80 g	Gorgonzola
2 EL	heller Soßenbinder
4	dünne Scheiben roher geräucherter Schinken

- Zwiebeln würfeln, Pilze putzen. Margarine in einer großen Pfanne zum Schmelzen bringen und die Zwiebeln darin glasig dünsten. Pilze dazugeben und 10 Minuten schmoren lassen.
- Erbsen ebenfalls dazugeben und mit Salz und Pfeffer würzen. 180 ml Wasser, Sahne und Weißweinschorle dazugeben und aufkochen lassen. Auf mittlerer Stufe 5 weitere Minuten köcheln lassen.
- Gorgonzola klein würfeln. Unter Rühren in die Soße geben. So lange rühren, bis der Käse geschmolzen ist. Anschließend mit dem Soßenbinder binden. Mit Salz und Pfeffer noch mal abschmecken. Den Schinken auf dem Teller verteilen und alles zusammen anrichten.

Nährwerte pro Portion:

440 Kcal, 23 g E, 28 g F, 23 g KH

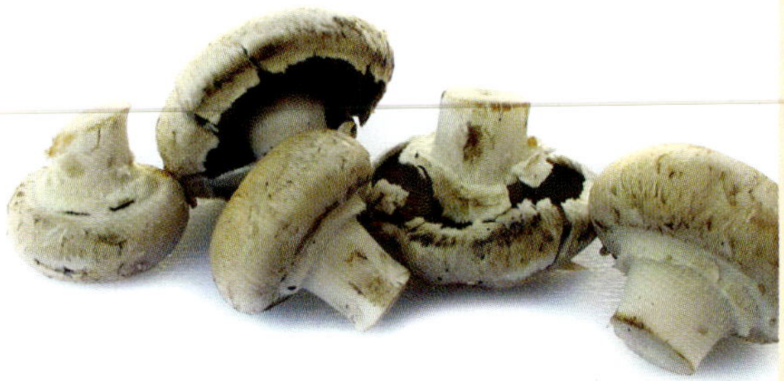

MEHR WISSEN

Kleine Warenkunde: Champignons

Champignons sind die Renner unter den Pilzen. Sie sind zu jeder Jahreszeit im Angebot und die am weitesten verbreiteten Speisepilze überhaupt. Bei jungen Champignons ist der Hut verschlossen und mit dem Stiel verwachsen. Je älter der Pilz, umso weiter öffnet sich der Hut. An der Farbe der Lamellen erkennen Sie das Alter eines Pilzes. Mit zunehmendem Alter nehmen sie eine braune Farbe an, bis hin zu einem dunklen Braun. Beträufeln Sie weiße Champignons mit etwas Zitronensaft, so erhalten Sie ihre Farbe. Nehmen Sie die Pilze nach dem Einkauf aus der Folienverpackung und lagern Sie sie möglichst kühl.

Champignons können gekocht, gegrillt, geschmort oder gedünstet werden. In Salaten schmecken sie auch roh. Übrigens: Braune Champignons sind etwas aromatischer als weiße. Und nicht vergessen: Pilzgerichte sollten niemals wieder aufgewärmt werden!

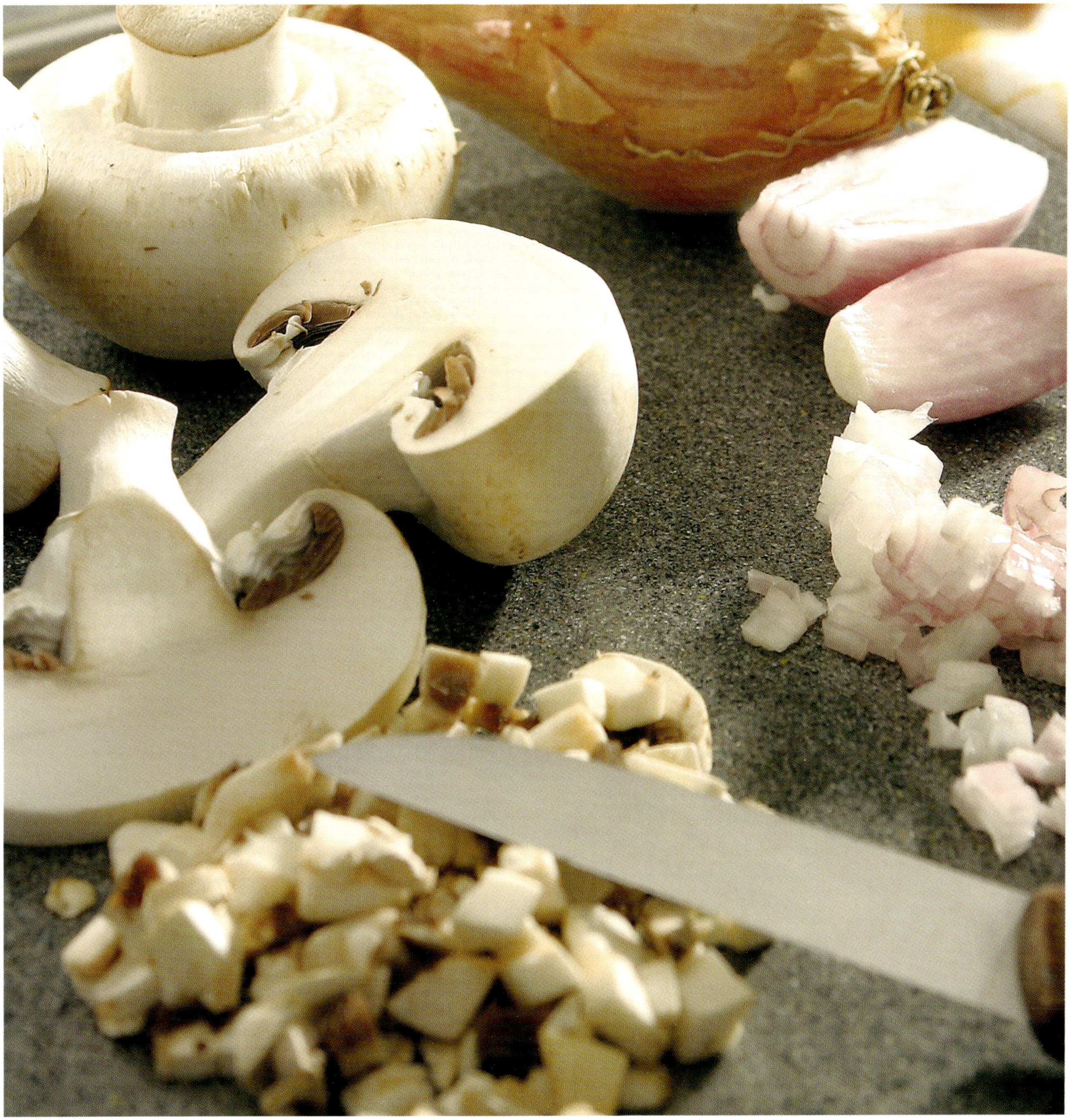

Gefüllte Muschelnudeln

Partyplatte bis zu 10 Personen

1	Packung (250 g) große bunte Muschelnudeln (Conchiglie)
	Salz I Pfeffer
500 g	Spinat
1	mittelgroße Zwiebel
1	Knoblauchzehe
2 EL	Öl
150 g	Ricotta
50 ml	Sahne
80 g	frisch geriebenen Parmesan
	Fett für die Form

- Nudeln in reichlich Salzwasser 10 Minuten bissfest kochen. Abgießen, abschrecken und gut abtropfen lassen.
- Spinat putzen. Zwiebel und Knoblauch schälen und fein hacken. Öl in einem Topf erhitzen und Zwiebel sowie Knoblauch darin anbraten. Spinat dazugeben und mit Salz und Pfeffer würzen.
- Spinat, Ricotta und Sahne gut vermischen. Nudeln mit der Masse füllen. In eine gefettete Auflaufform legen und mit Parmesan bestreuen. Im Backofen bei 250 Grad (Umluft 225 Grad) etwa 10 Minuten gratinieren.

Nährwerte pro Portion:

955 Kcal, 43 g E, 47 g F, 89 g KH

Käsestangen

25 Stück

1/2	Packung TK-Blätterteig (225 g)
150 g	Höhlenkäse
1 TL	Paprikagewürz, edelsüß
	grob gemahlener Pfeffer

- Blätterteig nach Packungsanleitung auftauen lassen. Jeweils die Hälfte der Blätterteigplatten übereinander legen und auf einer bemehlten Arbeitsfläche zu einem Rechteck (25 x 15 cm) ausrollen.
- Käse fein reiben. Ein Teigrechteck gleichmäßig mit Paprika und Pfeffer und dem Käse bestreuen. Mit der zweiten Teigplatte bedecken. Das Teigpaket mit einem scharfen Messer in 1 cm dicke und 15 cm lange Stangen schneiden.
- Jeweils die Enden einer Stange gegeneinander drehen und auf ein mit Backpapier ausgelegtes Blech legen. Käsestangen bei 200 Grad (Umluft 180 Grad) gut 15 Minuten backen.

Tipp

Die erkalteten Käsestangen lassen sich gut einfrieren. Dann die Stangen auf dem Backblech 3 Minuten bei 180 Grad auftauen lassen. So sparen Sie Vorbereitungszeit am Tag der Party.

Nährwerte pro Portion:

60 Kcal, 2 g E, 5 g F, 3 g KH

Frittierte Käsewürfel

Ergibt 35–40 Stück

175 g	Fetakäse
125 g	Mozzarella
40 g	Mehl
1	Ei
50 g	Paniermehl
	Öl zum Fritieren

- Feta und Mozzarella in 2 cm große Würfel schneiden. Mehl und schwarzen Pfeffer auf einem Blatt Butterbrotpapier mischen. Die Käsewürfel in dem Mehl wenden.
- Ei etwas verschlagen. Käsewürfel in Ei tauchen und im Paniermehl wenden. Auf einem mit Alufolie ausgelegten Backblech abgedeckt 25 Minuten kalt stellen.
- Reichlich Öl in einer großen, hohen Pfanne (3 cm hoch gefüllt) erhitzen. Portionsweise die Käsewürfel etwa 2 bis 3 Minuten goldbraun frittieren.

Tipp

Sie können die Käsewürfel auch in einer Friteuse zubereiten. Aber achten Sie darauf, nicht zu viele auf einmal in das Körbchen zu legen.

Nährwerte pro Portion:

50 Kcal, 2 g E, 4 g F, 2 g KH

Partyfrikadellen

2 Portionen · gut vorzubereiten

1/2	altbackenes Brötchen
1	kleine Zwiebel
250 g	Gehacktes halb Rind, halb Schwein
1/2 TL	Senf
	Salz | Pfeffer
1 TL	frisch gehackte Petersilie
1	Ei
2 EL	Öl

- Das halbe Brötchen in kaltem Wasser etwa 10 Minuten einweichen. Herausnehmen und gut ausdrücken. Zwiebel schälen und fein hacken. Gehacktes mit Brötchen, Zwiebelwürfeln, Salz, Pfeffer, Petersilie und Ei gut verkneten.
- Mit nassen Händen aus der Fleischmasse kleine Klöße rollen. Öl in einer Pfanne erhitzen und die Frikadellen rundherum darin anbraten.

Tipp

Je nach dem wie viele Frikadellen sie haben möchten, formen Sie sie größer oder kleiner. Dementsprechend verändert sich die Garzeit.

Nährwerte pro Portion:

480 Kcal, 28 g E, 38 g F, 8 g KH

Überbackene Spargel-Schinken-Röllchen

Spargel auf italienische Art mit Parmesan und italienischem Räucherschinken.

2 Portionen · braucht etwas mehr Zeit

6	Scheiben italienischer Räucherschinken
12	grüne Spargelstangen
50 g	Butter
30 g	frisch geriebenen Parmesan
	Muskatnuss
	Pfeffer
1/4	Limette

- Schinkenscheiben halbieren. Spargelstangen am unteren Ende abschneiden. Spargel in etwas Salzwasser eine Minute bissfest garen. Butter in einem Topf zerlassen. Die Spargelstangen in der flüssigen Butter vorsichtig wenden und anschließend in Parmesan tauchen. Den Schinken um den Spargel wickeln.

- Den Spargel in eine Auflaufform legen und mit dem restlichen Parmesan bestreuen. Muskat reiben und darüber streuen. Mit Pfeffer würzen. Im Backofen bei 180 Grad (Umluft 160 Grad) 7 Minuten backen. Mit etwas Limettensaft beträufeln und servieren.

Nährwerte pro Portion:

316 Kcal, 13 g E, 28 g F, 3 g KH

Eier mit Käse überbacken

Spiegeleier einmal anders ...

2 Portionen · preiswert

60 g	Frühstücksspeck (dünne Scheiben)
60 g	Jogurt
1 TL	Senf
	Salz
1	Prise Muskat
70 g	Edamer in Scheiben
2	Eier
1 EL	geriebenen Gouda

- Den Speck in einer Auflaufform auslegen und im vorgeheizten Backofen bei 180 Grad (Umluft 160 Grad) 10 Minuten knusprig braten. Anschließend aus dem Ofen nehmen. Jogurt und Senf in einer Schüssel verrühren und mit Salz und Muskat abschmecken.

- Käsescheiben auf den Speck legen. Eier aufschlagen und vorsichtig auf den Käse gleiten lassen. Die Jogurtmasse zwischen die Eidotter gießen. Mit dem geriebenen Käse bestreuen und für weitere 15 Minuten bei gleicher Temperatur in den Ofen stellen.

Nährwerte pro Portion:

304 Kcal, 24 g E, 22 g F, 2 g KH

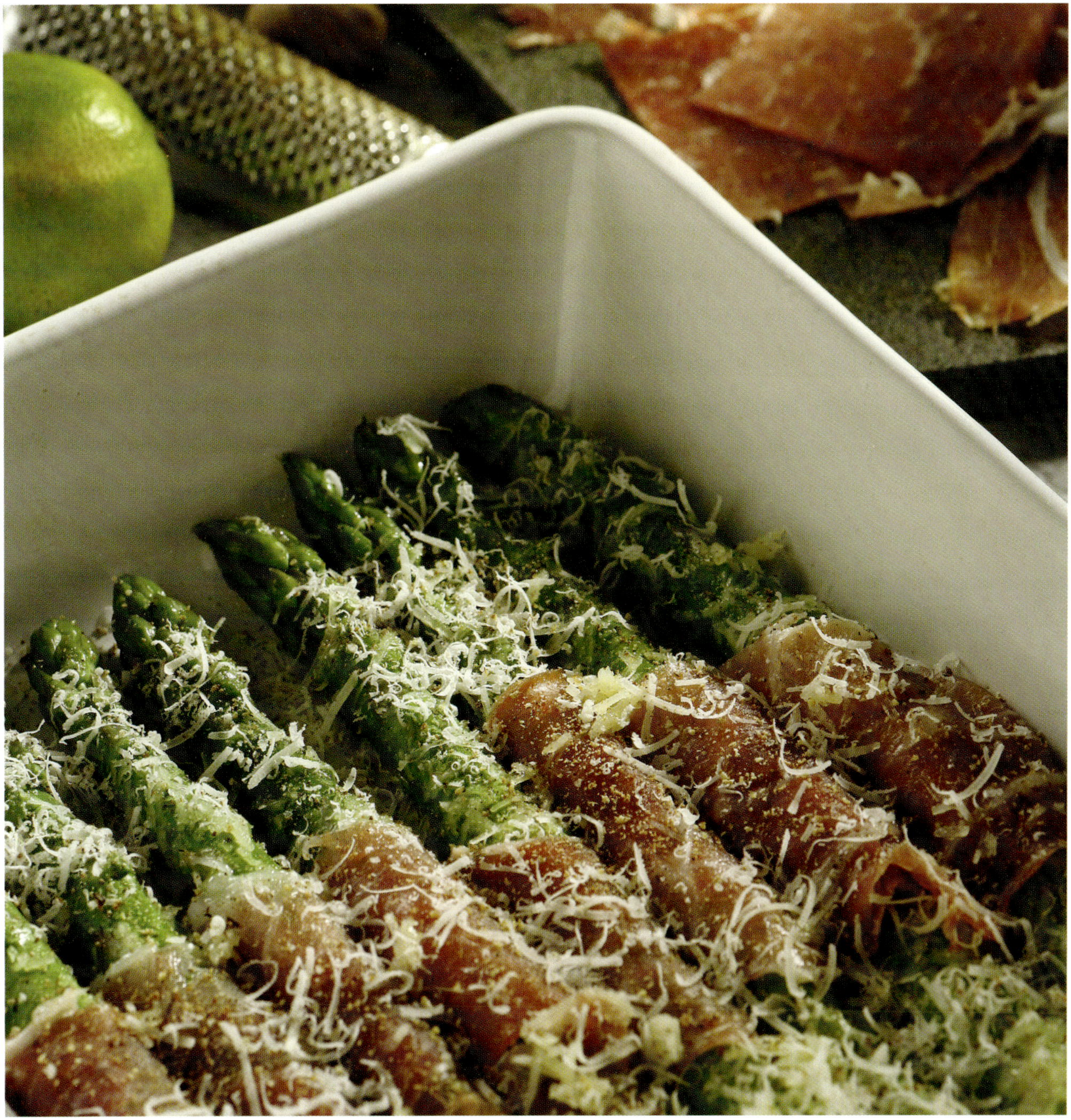

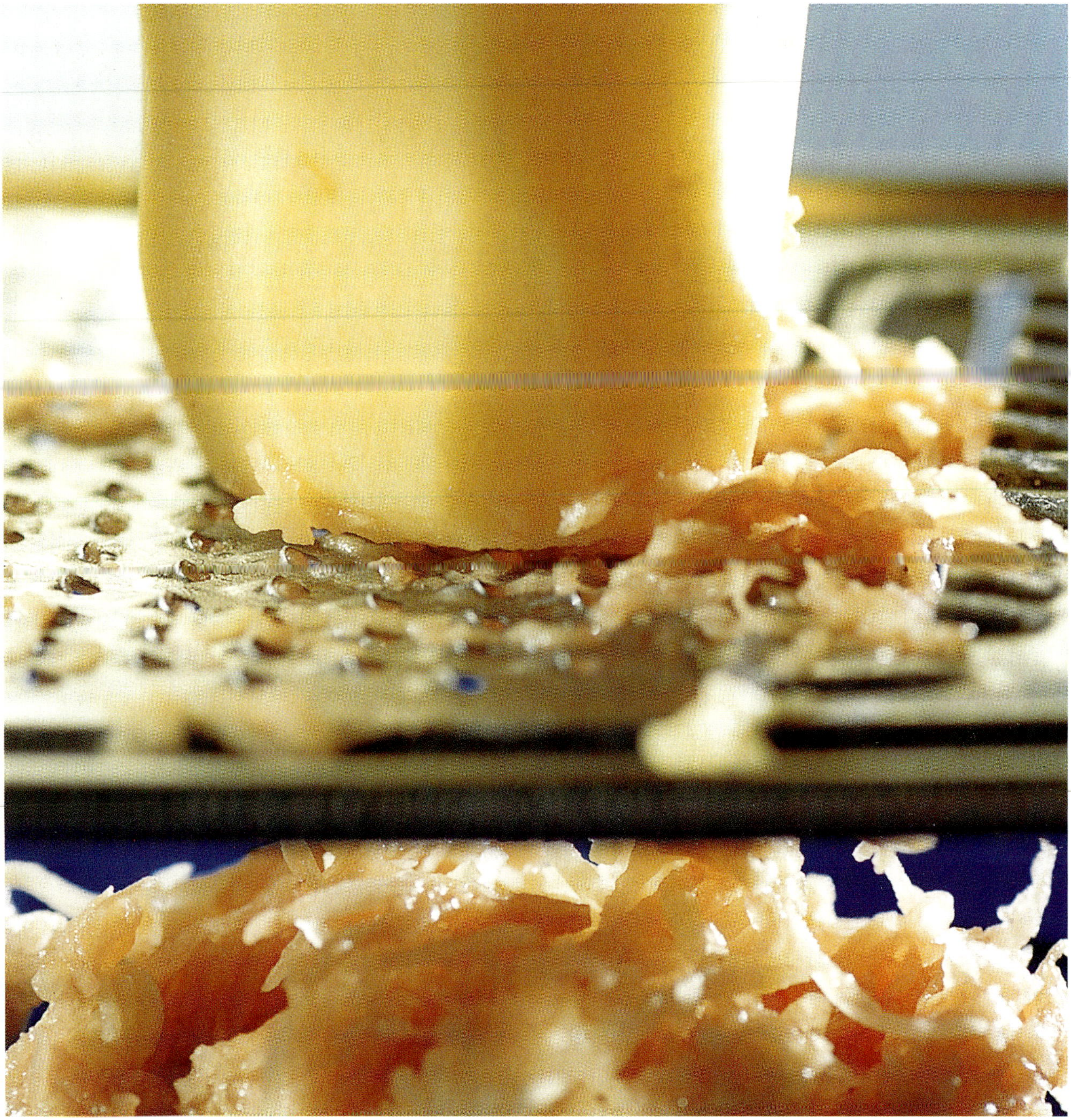

Kartoffel-Mais-Puffer

Als Beilage zu einem Salat, zu etwas Süßem wie Apfelmus oder als kleines Hauptgericht – diese Puffer sind vielseitig zu verwenden.

- Kartoffel schälen, waschen und grob raspeln. In eine Schüssel geben. Den Mais abtropfen lassen und unter die Kartoffel heben. Eier und Maisgrieß unterrühren. Mit Salz, Pfeffer und Schnittlauch würzen. Alles gut miteinander verrühren.

- Öl in eine Pfanne erhitzen. Gut 1 EL der Mischung in die Pfanne geben und nach und nach 6 goldbraune Puffer ausbacken.

Nährwerte pro Portion:

376 Kcal, 13 g E, 20 g F, 35 g KH

2 Portionen · preisgünstig

1	mehlig kochende Kartoffel (ca. 150 g)
1/2	Dose Mais (150 g Abtropfgewicht)
2	Eier
3 EL	Maisgrieß (Polenta)
	Salz | Pfeffer
1 TL	Schnittlauch, geschnitten (frisch oder TK)
2 EL	Öl

Rahmpfifferlinge auf Kartoffelpuffern

Wenn Sie keine Zeit zum Kartoffelreiben haben, können Sie auch mal auf ein Tiefkühlprodukt ausweichen.

- Kartoffelpuffer nach Packungsanleitung im Backofen backen. Pfifferlinge putzen und gut abtropfen lassen. Schnittlauch in Röllchen schneiden. Zwiebel hacken. Öl in einer Pfanne erhitzen und den Speck darin anbraten. Zwiebel und Pfifferlinge dazugeben. Mit etwas Salz und Pfeffer würzen. 5 Minuten goldbraun braten.

- Brühe und Sahne mischen und zu den Pilzen gießen. Einmal kurz aufkochen und mit dem Soßenbinder binden. Nochmals mit Salz und Pfeffer abschmecken. Kartoffelpuffer aus dem Ofen nehmen und zusammen mit den Pfifferlingen und der Soße anrichten. Mit dem Schnittlauch bestreuen.

Nährwerte pro Portion:

394 Kcal, 9 g E, 24 g F, 35 g KH

2 Portionen · geht schnell

4	TK-Kartoffelpuffer (z. B. von McCain)
150 g	Pfifferlinge
1/2	Bund Schnittlauch
1	kleine Zwiebel
25 g	geräucherter Speck
1 TL	Öl
	Salz | Pfeffer
5 EL	Gemüsebrühe
50 g	Sahne
1 EL	Soßenbinder

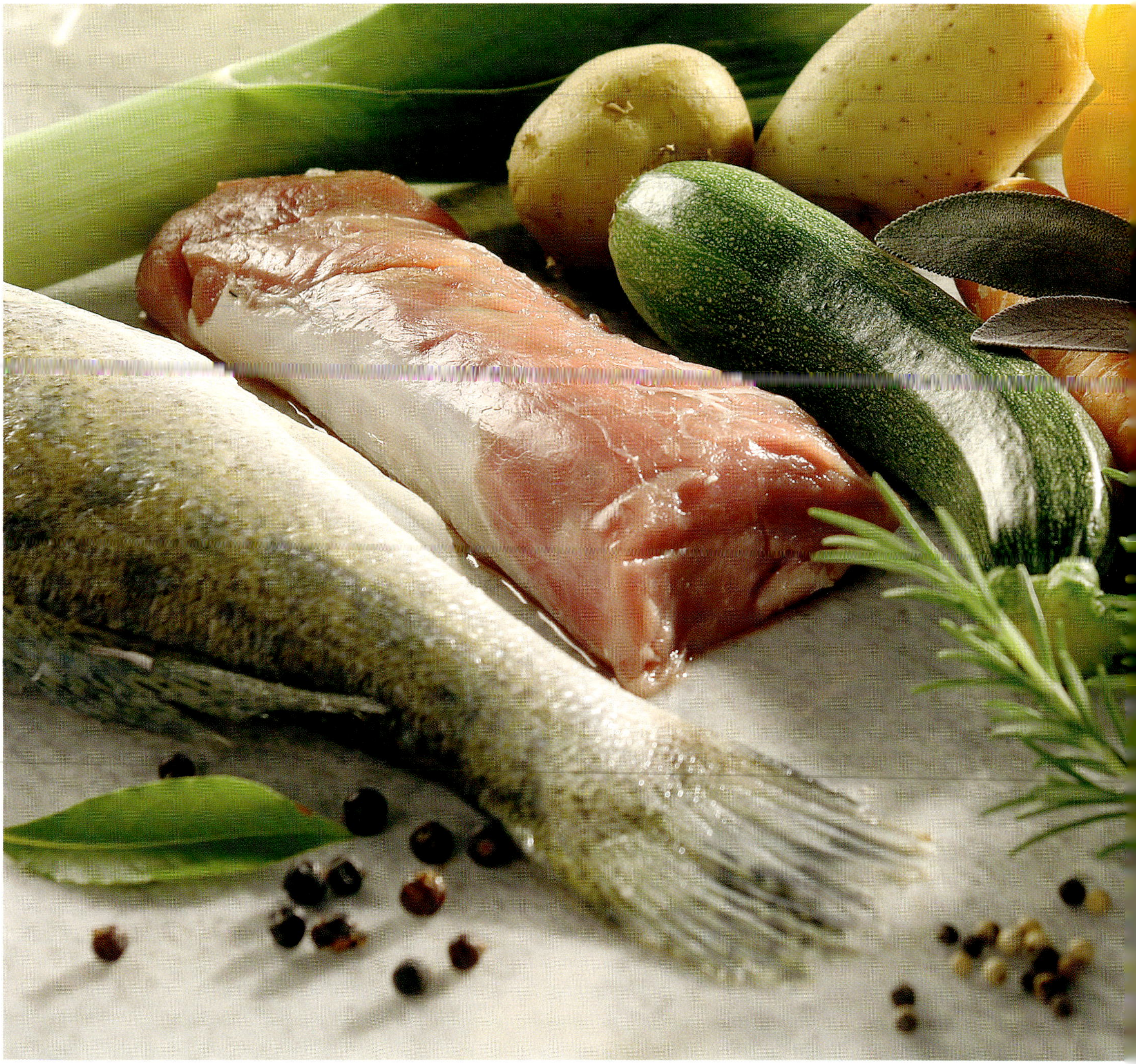

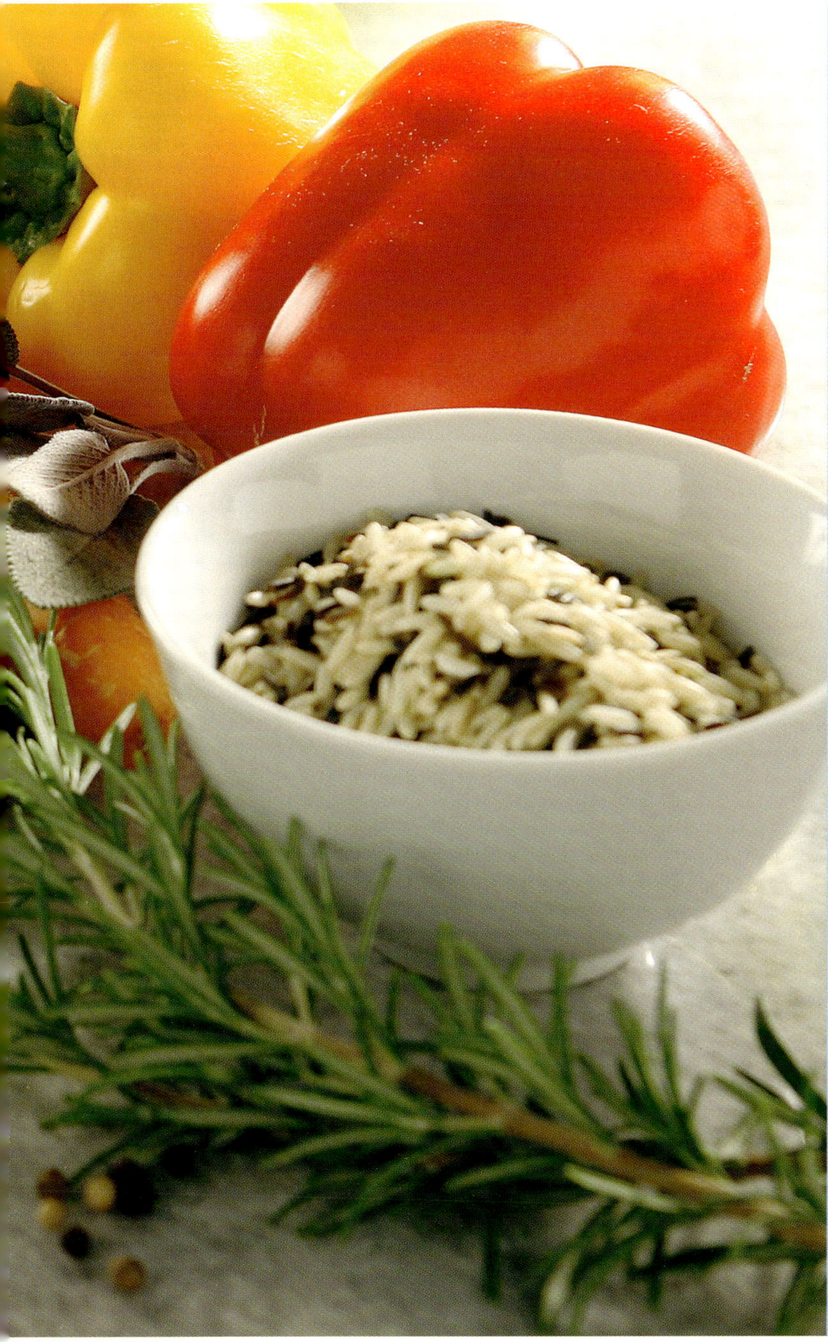

Haupt-gerichte

Gegrillter Lachs

2 Portionen · geht schnell

2	Scheiben Lachs (je 200 g)
	weißer Pfeffer
	Salz
$^{1}/_{2}$	Zwiebel
4 EL	Olivenöl
1 TL	Zitronensaft
50 g	Knoblauchbutter

- Die Lachsscheiben kalt abspülen und mit Küchenkrepp trocken tupfen. Mit Salz und Pfeffer würzen. Zwiebel in hauchdünne Scheiben schneiden. Einen tiefen Teller mit einigen Zwiebelscheiben auslegen, darauf den Fisch legen. Restliche Zwiebelscheiben darauf verteilen.

- Zitronensaft mit Öl mischen und über den Fisch gießen. Lachs 30 Minuten ziehen lassen. Öl in einer Pfanne heiß werden lassen, den Fisch mit den Zwiebeln hineinlegen und mit einer Scheibe Knoblauchbutter belegen. Von jeder Seite etwa 6 Minuten vorsichtig anbraten. Die gleiche Garzeit gilt auch, wenn der Fisch gegrillt wird.

Nährwerte pro Portion:

645 Kcal, 37 g E, 56 g F, 2 g KH

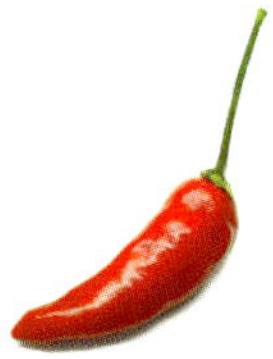

Seeteufel mit Zucchini auf Basmatireis

2 Portionen · geht schnell

1	Stängel Zitronengras
300 g	Seeteufelfilet
	Salz | Pfeffer
100 g	Basmatireis
100 g	Zucchini
$^{1}/_{2}$	rote Peperoni
$^{1}/_{2}$	Zwiebel
5 EL	Olivenöl
50 g	schwarze Oliven
	Kreuzkümmel

- Zitronengras von äußeren, harten Blättern befreien, abbrausen und fein hacken. Fisch in Scheiben schneiden. Fisch mit Salz, Pfeffer und Zitronengras würzen.

- Reis nach Packungsanleitung garen. Zucchini waschen und in dünne Scheiben schneiden. Peperoni abbrausen und fein hacken. Zwiebel schälen und ganz fein hacken. 2 EL Öl in einer Pfanne erhitzen. Den Fisch pro Seite etwa 3 Minuten anbraten.

- 2 EL Öl in einer anderen Pfanne erhitzen. Zwiebel, Peperoni, Zucchini und Oliven darin dünsten. Reis dazugeben. Mit Salz, Pfeffer und Kreuzkümmel abschmecken. Mit dem Fisch anrichten und servieren.

Nährwerte pro Portion:

656 Kcal, 27 g E, 42 g F, 42 g KH

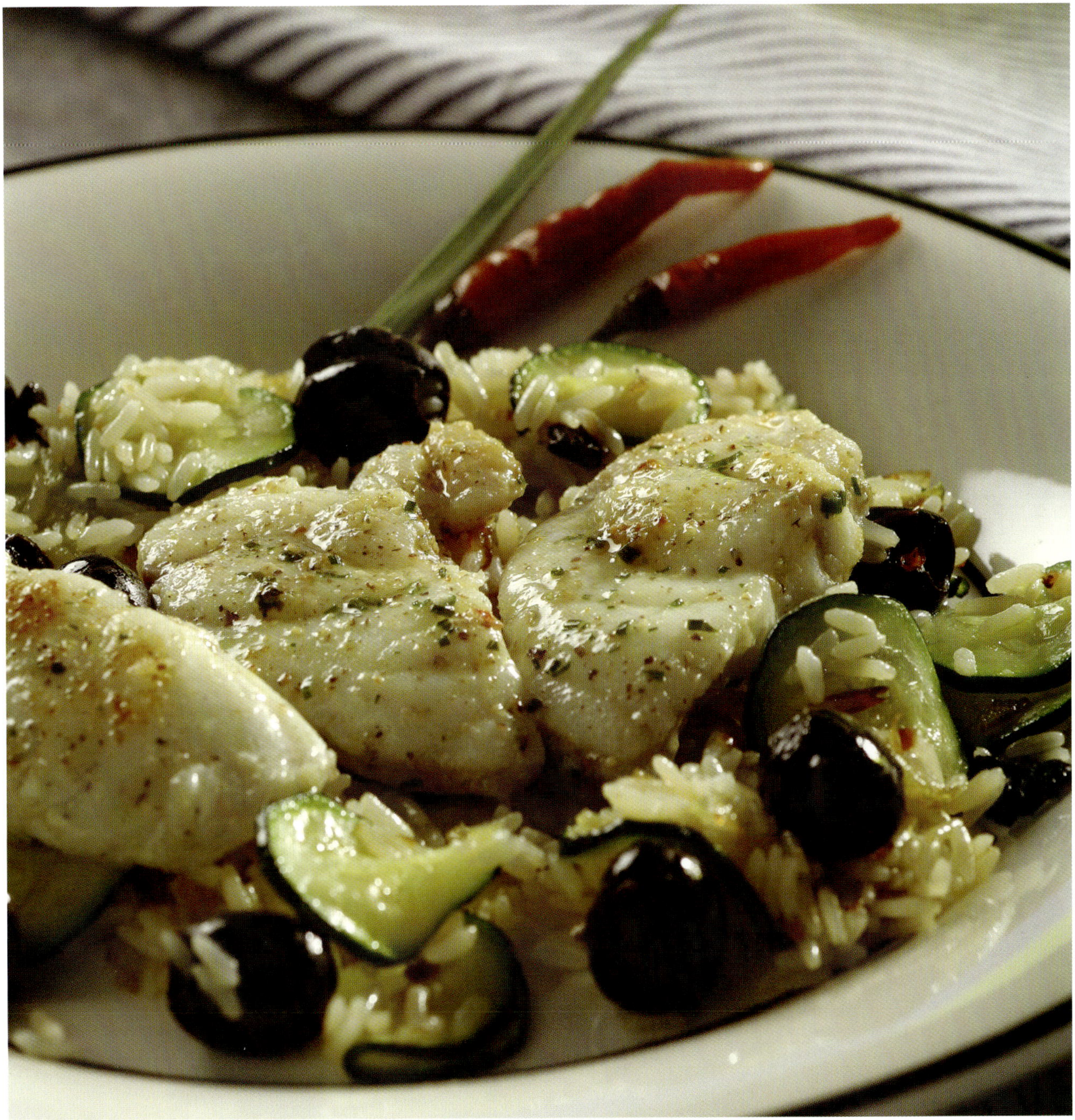

Lachsfilet in Senfsahne

Ein köstliches Fischgericht für den besonderen Anlass.

2 Portionen · braucht etwas mehr Zeit

400 g	Kartoffeln
200 g	Möhren
	Salz | Pfeffer
	Muskat
2	Lachsfilets
etwas	Zitronensaft
1 EL	Öl
1	kleine Zwiebel
2 EL	Butter
1 TL	Mehl
100 ml	Gemüsebrühe
60 ml	Sahne
2 TL	Senf
50 ml	Milch
	Minze zum Garnieren

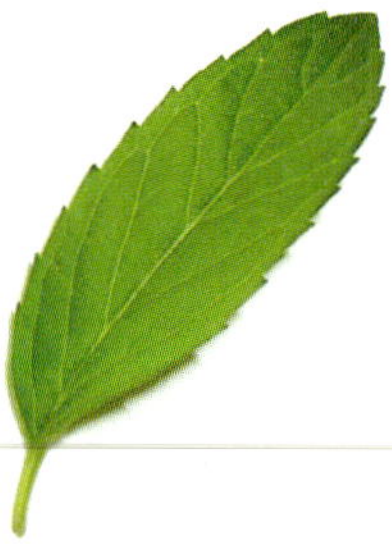

- Kartoffeln schälen, vierteln und in Salzwasser ca. 20 Minuten kochen. Möhren schälen, längs vierteln und in Salzwasser ca. 10 Minuten kochen. Lachs mit etwas Zitronensaft beträufeln. Öl in einer Pfanne erhitzen und den Lachs darin von jeder Seite 4 Minuten kross braten. Mit Salz und Pfeffer würzen.

- Zwiebel schälen und fein hacken. 1 EL Butter in einem Topf zum Schmelzen bringen und die Zwiebel darin andünsten. Mit Mehl bestäuben. Sahne und Brühe mischen und zugießen. Alles einmal aufkochen lassen und den Senf einrühren. Mit Salz und Pfeffer abschmecken.

- Möhren abgießen und 1 EL Butter darauf schmelzen. Milch erhitzen. Kartoffeln abgießen und zerstampfen. Die heiße Milch einrühren und mit Salz und Muskat würzen. Das Gemüse neben das Lachssteak setzen und mit der Soße begießen. Aus dem Kartoffelpüree kleine Röschen auf den Teller spritzen.

Nährwerte pro Portion:

564 Kcal, 25 g E, 36 g F, 34 g KH

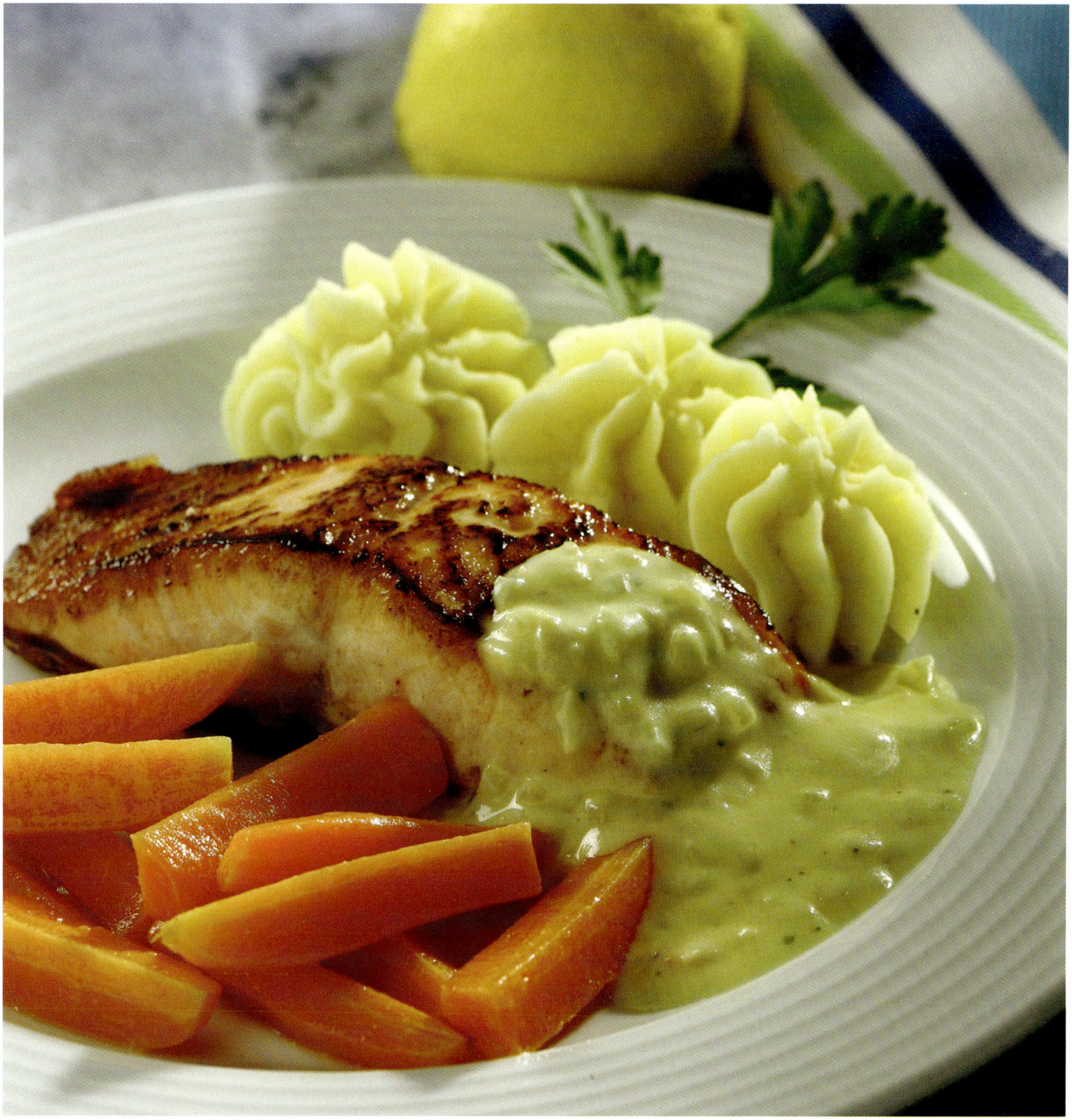

HAUPTGERICHTE

Raffinierter Lachsauflauf

Da lacht das Genießerherz, wenn Sie diesen Fisch auf den Tisch bringen.

2 Portionen · braucht etwas mehr Zeit

350 g	Lachsfilet
1 TL	Limettensaft
	Salz
	kleine Kohlrabi
1/2	Bund Radieschen
3 EL	Butter
150 g	TK-Erbsen
	Pfeffer
	Muskatnuss
1 EL	gehackter Kerbel
2 EL	Mehl
200 ml	Fischfond
100 g	Doppelrahm-Frischkäse
1	Ei
	Öl für die Auflaufform

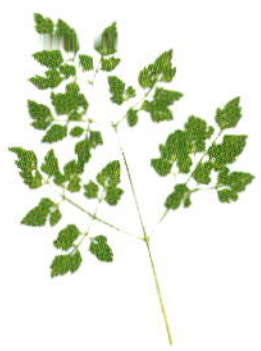

- Den Fisch in 3 cm kleine Würfel schneiden. Mit Limettensaft und Salz würzen. Kohlrabi putzen, schälen und klein würfeln. Radieschen waschen und vierteln.

- 1 EL Butter in einer Pfanne zum Schmelzen bringen und Kohlrabi, Radieschen und Erbsen darin 10 Minuten bissfest dünsten. Mit Salz, Pfeffer und Muskat würzen. Das Gemüse auskühlen lassen und mit dem Fisch und Kerbel mischen. Auflaufform mit etwas Öl einfetten und alles darin verteilen.

- 2 EL Butter in einer Pfanne zum Schmelzen bringen und mit Mehl anschwitzen. Mit dem Fischfond ablöschen und mit einem Schneebesen gut verrühren. Frischkäse und Ei dazugeben. Mit etwas Salz und Pfeffer würzen. Falls die Soße etwas zu dick wird, mit etwas Wasser verdünnen. Die Soße über den Fisch gießen und für 30 Minuten bei 180 Grad (Umluft 160 Grad) garen.

Nährwerte pro Portion:

826 Kcal, 52 g E, 56 g F, 28 g KH

MEHR WISSEN

So erkennen Sie, ob der Fisch frisch ist

- Schwimmt ein lebender Fisch auf der Seite oder auf dem Rücken, so ist er krank oder verletzt. In diesem Fall gehört er nicht auf den Teller.
- Wenn der Fisch bei der Zubereitung in einem mit Wasser gefüllten Topf an der Oberfläche bleibt, anstatt auf den Boden zu sinken, so ist er verdorben.
- Machen Sie bei Filets den Daumentest: Ist das Fleisch fest und elastisch und hinterlässt der Fingerdruck keine Delle, so steht dem unbedenklichen Genuss nichts mehr im Wege.
- Beim Kauf sollten Sie den Fisch an warmen Tagen und bei längerem Heimweg in einer Kühltasche transportieren.

Karpfen mit einer Meerrettichhaube

2 Portionen · gut vorzubereiten

1	küchenfertiger Karpfen (vom Händler längs halbieren lassen)
1	kleine Zwiebel
1 EL	Butter
1	Scheibe Toastbrot
1 TL	geriebener Meerrettich
100 g	Sahne
	Salz I Pfeffer
1 TL	Traubenzucker

- Karpfen in ca. 5 cm breite Stücke schneiden. Ca. 1 Liter Salzwasser zum Kochen bringen und den Fisch 5 Minuten ziehen lassen. Anschließend herausnehmen, trocken tupfen und die Haut abziehen. Die Fischstücke in eine feuerfeste Auflaufform legen.

- Zwiebel fein hacken. Butter in einer Pfanne zum Schmelzen bringen und die Zwiebel darin glasig dünsten. Toastbrot zerbröseln und zu der Zwiebel geben. Meerrettich raspeln und dazugeben (etwas zum Bestreuen zur Seite legen). Sahne dazugeben und mit Salz und Pfeffer würzen.

- Die Soße über den Fisch verteilen und bei 175 Grad (Umluft 150 Grad) 25 Minuten backen. Fertigen Fisch mit etwas geriebenem Meerrettich bestreuen.

Nährwerte pro Portion:

479 Kcal, 39 g E, 31 g F, 11 g KH

Goldbarschfilet auf Mangoldgemüse

2 Portionen · geht schnell

300 g	Goldbarschfilet
1/2	Limette
	Salz
400 g	Mangold
1	Schalotte
1 EL	Butter
	Pfeffer
50 ml	Sahne
1 EL	gemahlene Mandeln

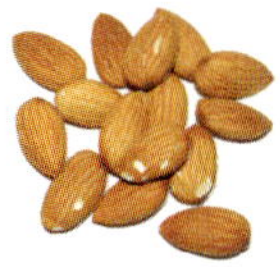

- Fisch säubern und eventuell vorhandene Gräten entfernen. Die Schale der halben Limette abreiben. Den Fisch salzen und etwas mit Limettensaft beträufeln.

- Mangold waschen und grobe Stiele entfernen. Die Blätter in 2 cm breite Streifen schneiden, die Stiele fein würfeln. Schalotte fein hacken.

- Butter in einer Pfanne zum Schmelzen bringen. Mangoldwürfel und Zwiebel darin glasig dünsten. Mangoldblätter unterrühren. Mit Salz und Pfeffer würzen. Sahne, Mandeln und die geriebene Limettenschale unterheben.

- Auf mittlerer Stufe 5 Minuten offen köcheln lassen. Fisch auf das Mangoldgemüse legen und zugedeckt 8 Minuten garen.

Nährwerte pro Portion:

365 Kcal, 33 g E, 22 g F, 7 g KH

Chinakohlgemüse mit Fischfilet

2 Portionen · gut vorzubereiten

1	Chinakohl
1 EL	Öl
2 EL	Brühe
2 EL	Kümmel
2	Fischfilets
1/2	Zitrone
	Fischgewürz
	Salz | Pfeffer

- Gewaschenen Chinakohl schneiden und in eine Pfanne geben. Bei mittlerer Hitze zunächst ohne Fett anbraten, dabei immer wieder umrühren. Das Öl und 1–2 EL (je nach Geschmack) Brühe dazu geben. Kümmel aufstreuen.
- Den Fisch leicht mit Zitrone beträufeln, mit Pfeffer, Salz und Fischgewürz von beiden Seiten würzen. Fischfilets auf den Chinakohl legen und zugedeckt 10–15 Minuten bei mittlerer Hitze köcheln lassen. Fisch und Kohl auf zwei Tellern anrichten, etwas Sud dazugeben und servieren.

Nährwerte pro Portion:

290 Kcal, 41 g E, 10 g F, 8 g KH

Kabeljau auf Zucchinigemüse

2 Portionen · gelingt leicht

1	Möhre
1	Zucchini
1	Frühlingszwiebel
1 EL	Butter
120 ml	Sahne
	Salz | Pfeffer
	Curry
2	Kabeljaufilets
1	Schuss Zitronensaft
2	Zweige Estragon
2 EL	Semmelbrösel

- Möhre und Zucchini waschen, schälen und in dünne Streifen schneiden. Zwiebeln in Ringe schneiden. Butter in einer Pfanne zum Schmelzen bringen und das Gemüse darin 5 Minuten dünsten.
- Sahne dazu geben, mit Salz, Pfeffer und Curry würzen und einmal aufkochen lassen. Das Gemüse in eine Auflaufform geben. Fisch abbrausen, trocken tupfen und mit Salz und Pfeffer würzen. Mit etwas Zitrone beträufeln und auf das Gemüse legen.
- Backofen auf 180 Grad (Umluft 160 Grad) vorheizen. Estragon fein hacken, mit den Semmelbröseln vermischen und über den Fisch streuen. Anschließend 15 Minuten im Ofen garen.

Nährwerte pro Portion:

448 Kcal, 39 g E, 26 g F, 14 g KH

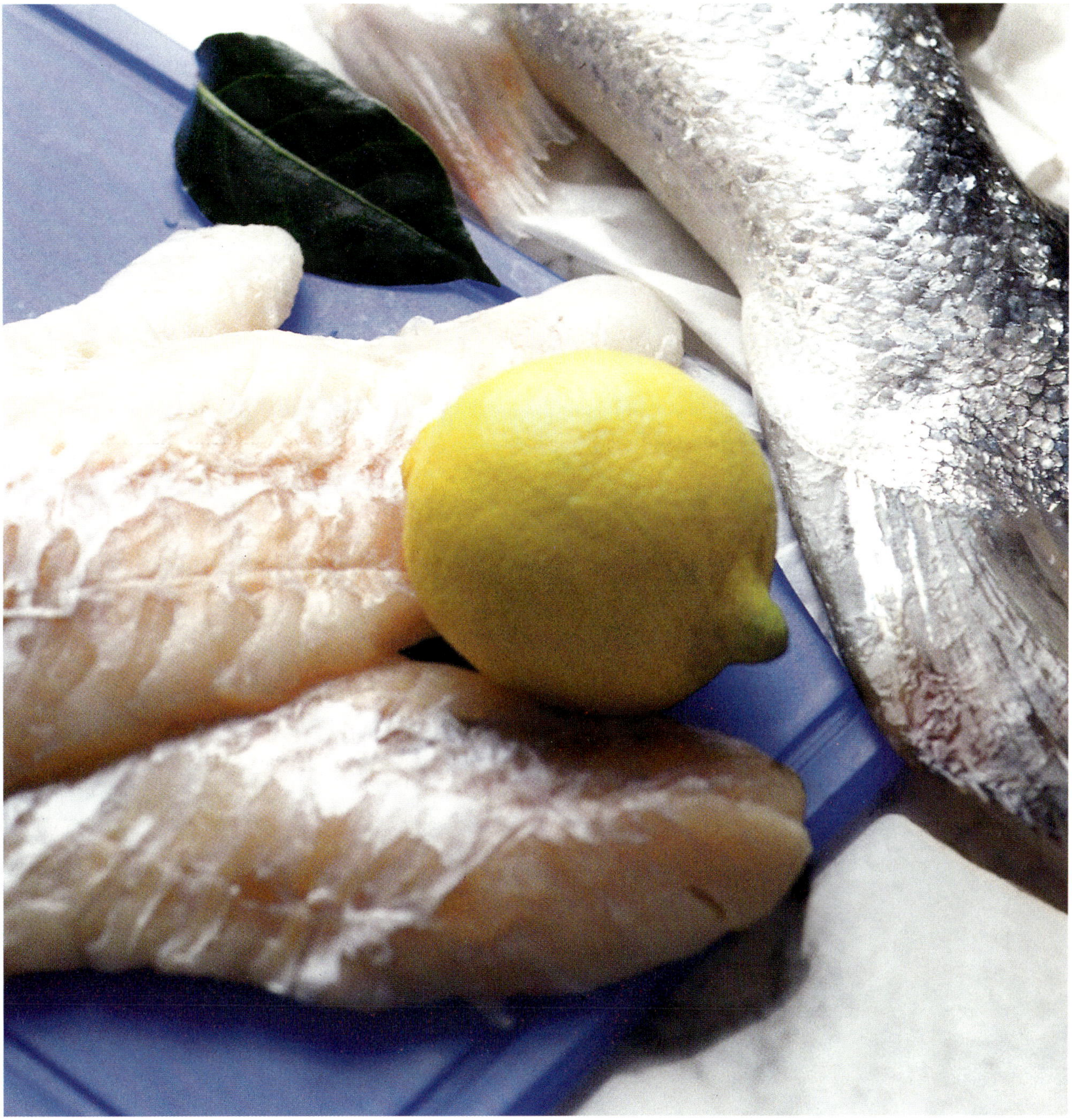

Miesmuschel-Paella

In diesem Klassiker der spanischen Küche verleiht Safran dem Reis eine schön goldgelbe Farbe.

2 Portionen · gelingt leicht

500 g	Miesmuscheln
1	kleine Zwiebel
1	Knoblauchzehe
1	Paprikaschote (grün)
1	mittelgroße Zucchini
2 EL	Öl
150 g	Reis (Paella- oder Risottoreis)
100 ml	Brühe
	gemahlenen Safran
1	Lorbeerblatt
	Salz I Pfeffer
100 g	TK-Erbsen

- Muscheln unter fließendem Wasser gut abbürsten. Bartfäden dabei entfernen und offene Muscheln aussortieren. Zwiebel und Knoblauch schälen und fein hacken. Paprika und Zucchini waschen und in kleine Würfel schneiden.

- Öl in einer großen Pfanne erhitzen und die Zwiebel mit dem Knoblauch darin andünsten. Reis kurz mitdünsten. Mit Brühe und 00 ml Wasser ablöschen und aufkochen lassen. Safran und Lorbeer zufügen und auf mittlerer Hitze 25 Minuten köcheln lassen.

- Nach 15 Minuten Kochzeit den Reis mit Salz und Pfeffer würzen. Paprika, Zucchini und Miesmuscheln dazugeben. Erbsen die letzten 5 Minuten mitgaren. Geschlossene Muscheln und das Lorbeerblatt entfernen.

Nährwerte pro Portion:

625 kcal, 36 g E, 17 g F, 81 g KH

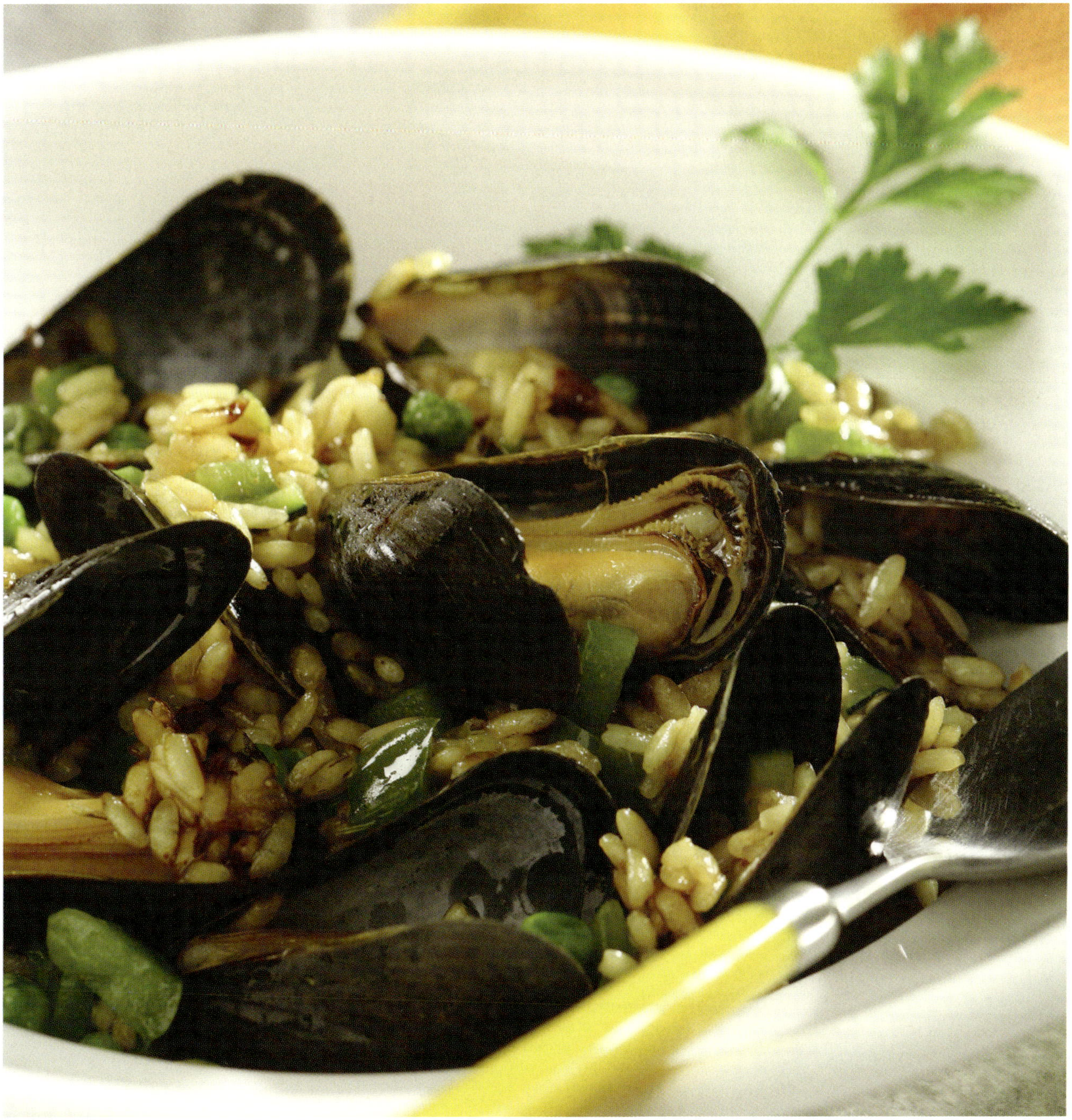

Fruchtiges Hähnchengeschnetzeltes

2 Portionen · geht schnell

400 g	Kartoffeln
	Salz
200 g	Hähnchenbrustfilet
1 EL	Öl
25 ml	Ananas-Fruchtnektar
25 ml	Wasser
	Pfeffer
	Curry
1/2	Papaya
	Minze zum Garnieren

- Kartoffeln schälen, waschen und in Salzwasser 20 Minuten kochen. Abgießen, abschrecken und auskühlen lassen. Hähnchenbrust in kleine Würfel schneiden. Öl in einer Pfanne erhitzen und das Geschnetzelte darin anbraten. Mit Ananas-Fruchtnektar und Wasser ablöschen. Mit Salz, Pfeffer und Curry würzen.
- Kartoffeln würfeln, dazugeben und 5 Minuten mit anbraten. Papaya schälen und das Fruchtfleisch in kleine Würfel schneiden. Papaya zum Schluss zu der Hähnchenpfanne geben und mit Minze garnieren.

Nährwerte pro Portion:

286 Kcal, 27 g E, 7 g F, 27 g KH

Hähnchenroulade mit Blattspinat-Käse-Füllung

2 Portionen · braucht etwas mehr Zeit

1/2	Zwiebel
1 EL	Öl
250 g	Blattspinat
50 ml	saure Sahne
50 g	Blauschimmelkäse
2	Hähnchenschnitzel
4	Scheiben Schwarzwälder Schinken
2 EL	Margarine
	Pfeffer, Salz

- Zwiebel fein hacken. Öl in einer Pfanne heiß werden lassen und die Zwiebel darin andünsten. Etwas Blattspinat dazugeben den Rest zur Seite legen. Mit saurer Sahne und Blauschimmelkäse abschmecken und 10–15 Minuten köcheln lassen. Anschließend auskühlen lassen.
- Hähnchenschnitzel flach klopfen, die Füllung darauf verteilen und zur Roulade wickeln. Den Schinken um die Roulade wickeln und feststecken.
- Die Rouladen in Margarine anbraten und 30 Minuten schmoren lassen. Der restliche Blattspinat wird mit Pfeffer, Salz und Sahne abgeschmeckt und als Soße serviert.

Nährwerte pro Portion:

465 Kcal, 46 g E, 30 g F, 2 g KH

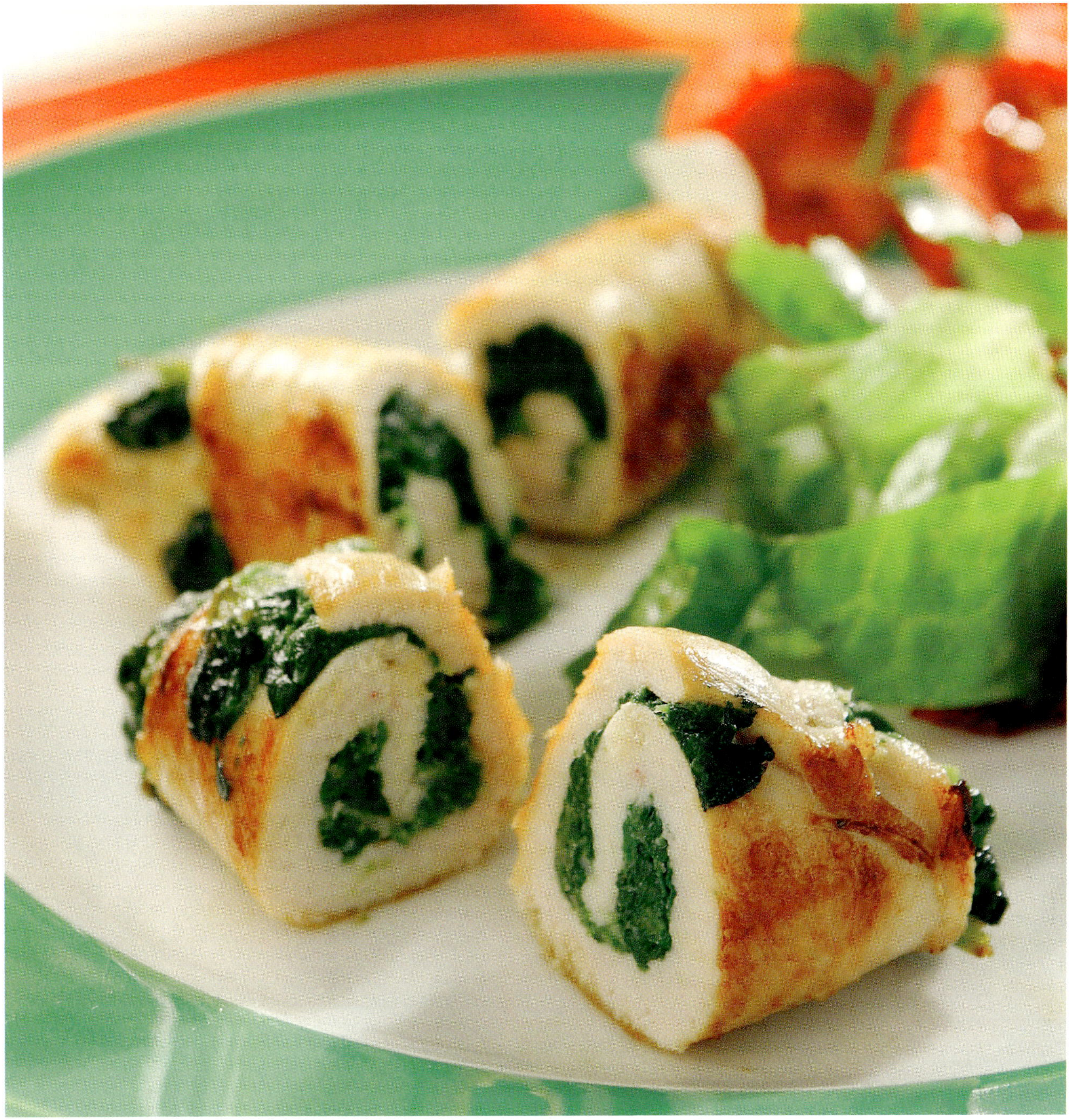

Hähnchenfilet in Sesamkruste

Unter einer knusprig pikanten Sesamkruste versteckt sich zartes Hähnchenfleisch.

2 Portionen · braucht etwas mehr Zeit

350 g	festkochende Kartoffeln
1	große Kohlrabi
	Salz | Pfeffer
1 EL	Butter
1 TL	Mehl
5 EL	Milch
	Muskat
1	Ei
2	Hähnchenfilets
3 EL	Sesam
4 EL	Öl
1/2	Bund Kerbel

- Kartoffeln schälen und in reichlich Salzwasser 20 Minuten kochen. Kohlrabi schälen, waschen und in Spalten schneiden. Kohlrabi in etwas Salzwasser 10 Minuten garen. Kartoffeln abgießen. Kohlrabi abgießen, den Fond dabei auffangen und zur Seite stellen.

- Butter in einem Topf zum Schmelzen bringen. Mehl darin anschwitzen. Unter Rühren mit der Milch und 5 EL von dem Gemüsefond ablöschen. Aufkochen lassen und auf kleiner Stufe 5 Minuten köcheln lassen. Mit Salz, Pfeffer und Muskat würzen.

- Ei trennen. Hähnchenfilets in Eiweiß und dann in Sesam wenden. Mit Salz und Pfeffer würzen. 2 El Öl in einer Pfanne erhitzen und das Geflügel von jeder Seite 5 Minuten goldgelb braten.

- 2 EL Öl in einer Pfanne erhitzen und die Kartoffeln darin rundherum anbraten. Kerbel waschen, trocken tupfen und bis auf ein paar Blättchen zum Garnieren klein hacken. Kohlrabi und Kerbel in die Soße geben und erhitzen. Eigelb unterheben. Nicht mehr kochen! Hähnchenfilets mit Kartoffeln und Kohlrabi in Kerbelrahm anrichten. Mit den Kerbelblättchen garnieren.

Nährwerte pro Portion:

738 Kcal, 51 g E, 47 g F, 28 g KH

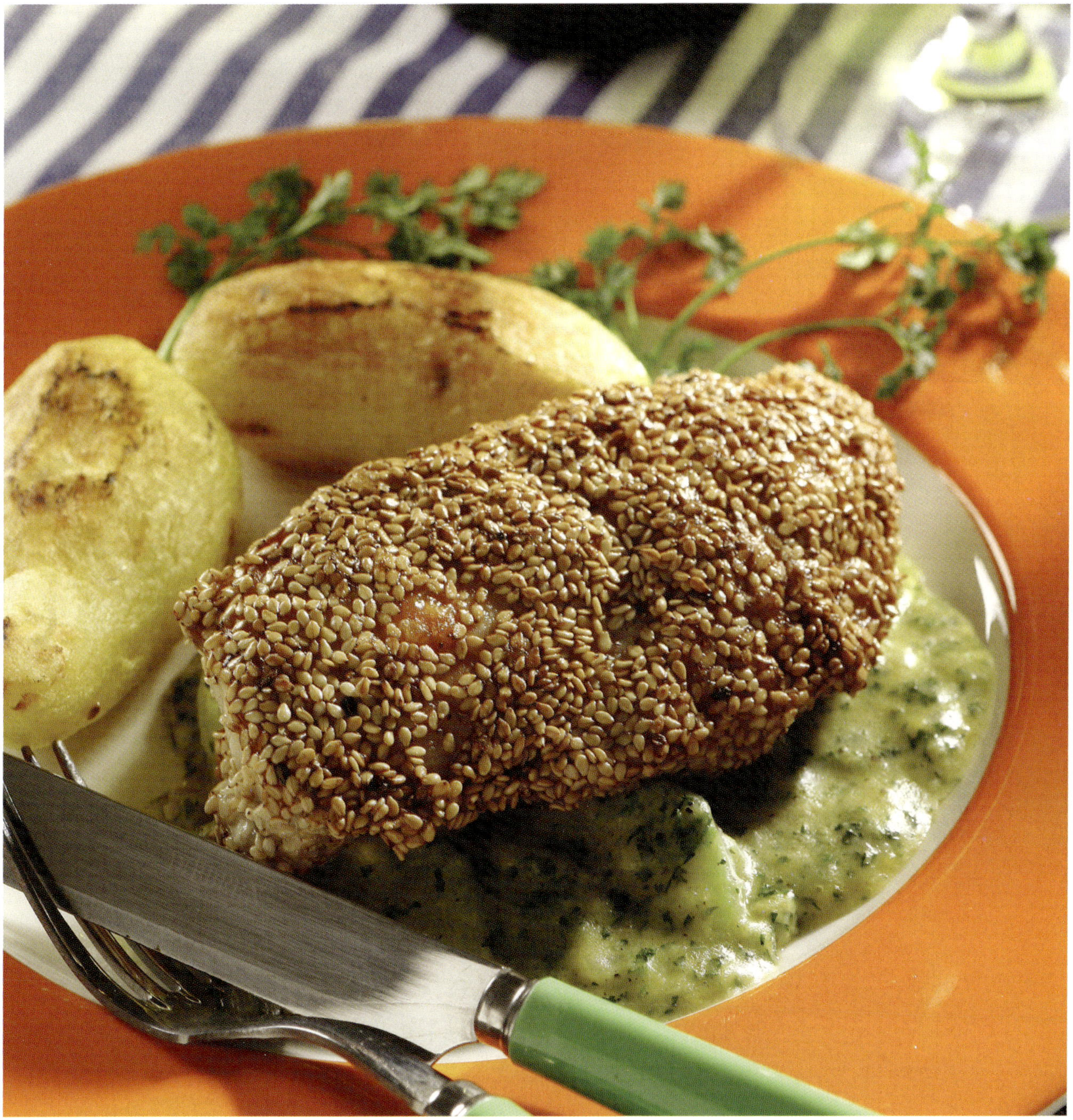

Chinakohl-Champignon-Topf mit Entenbrust

Gesunder Gemüseeintopf mit feiner Entenbrust lecker abgeschmeckt.

2 Portionen · gelingt leicht

250 g	Champignons
250 g	Chinakohl
150 g	Entenbrust, geräuchert
1	Zwiebel
1 EL	Butterschmalz
50 ml	Gemüsebrühe
1 EL	Sojasoße
1	Korianderzweig
	Salz | Pfeffer

- Champignons in dünne Scheiben schneiden. Chinakohl in Streifen und Entenbrust in Scheiben schneiden. Zwiebel fein hacken.

- Zwiebel mit Butterschmalz im Topf anschwitzen und Entenbruststreifen dazugeben. Anschließend mit den Champignons leicht anbraten. Die Chinakohlstreifen beigeben und mit Brühe und Sojasoße ablöschen und etwa 10 Minuten köcheln lassen.

- Mit Pfeffer und Salz abschmecken und den fein gehackten Koriander aufstreuen und servieren.

Nährwerte pro Portion:

288 Kcal, 19 g E, 22 g F, 4 g KH

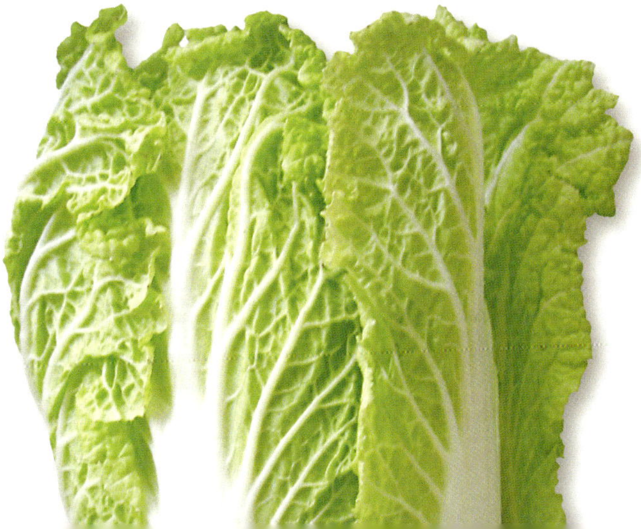

Putengeschnetzeltes in Balsamicosoße

2 Portionen · gelingt leicht

400 g	Putenbrust
	Paprikapulver
	Pfeffer I Salz
1 EL	Kartoffelmehl
2 EL	Öl
1/2	Knoblauchzehe
2 EL	Balsamicoessig
250 g	Champignons
175 ml	Sahne

- Putenbrust in dünne Streifen schneiden und mit Paprika, Pfeffer und Salz würzen. Die Kartoffelstärke dazugeben und gut vermischen. Öl in einer Pfanne heiß werden lassen und das Geflügel kräftig anbraten. Dann auf kleiner Stufe weiter schmoren.
- Den Knoblauch fein schneiden, kurz andünsten und mit Balsamico ablöschen. Die Pilze in Scheiben schneiden, mit der Sahne dazugeben, 2 Minuten köcheln lassen und anrichten.

Nährwerte pro Portion:

625 Kcal, 53 g E, 41 g F, 12 g KH

Gefüllte Hähnchenbrust im Schinkenmantel

2 Portionen · braucht etwas mehr Zeit

2	Hähnchenbrustfilets
	Salz, Pfeffer
2	Scheiben alter Gouda
2	Scheiben geräucherten Schinken
2 EL	Öl
100 ml	Gemüsebrühe
2 EL	Schmand

- Eine Tasche in die Hähnchenbrustfilets schneiden und innen mit Pfeffer und Salz würzen. Mit dem Käse füllen. Schinken um das Filet wickeln und feststecken.
- Das Öl in der Pfanne erhitzen. Die Filets von beiden Seiten knusprig anbraten und bei geschlossenem Deckel zehn Minuten auf kleiner Stufe schmoren lassen.
- Anschließend das Fleisch entnehmen, Brühe in die Pfanne gießen, Bodensatz bei hoher Temperatur aufkochen und den Schmand unterrühren.

Nährwerte pro Portion:

450 Kcal, 46 g E, 29 g F, 1 g KH

Exotische Roulade mit Cashewkernen und Ingwer

Neben Ingwer und Curry verleiht die Cashewnuss mit ihrem mandeligen Geschmack diesem Fleischgericht die exotische Note.

2 Portionen · braucht etwas mehr Zeit

1		Frühlingszwiebel
1		Knoblauchzehe
25	g	frischer Ingwer
15	g	Cashewkerne
2		dünne Schweineschnitzel
		Salz | Pfeffer
2		dünne Scheiben Schwarzwälder Schinken
2	EL	Öl
1	TL	Mehl
1	EL	Currypulver
150	ml	Gemüsebrühe
50	ml	Weißweinschorle
50	ml	Sahne
20	g	Butterschmalz
1		kleine Zwiebel
		Curry
100	ml	Sahne

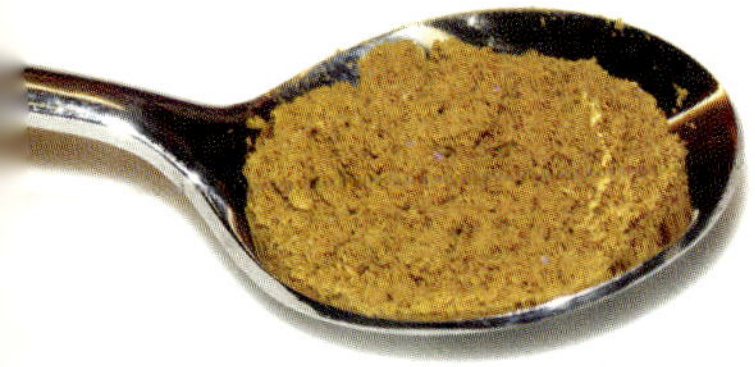

- Frühlingszwiebel und Knoblauch schälen und fein hacken. Cashewkerne ebenfalls fein hacken. Schweineschnitzel mit Salz und Pfeffer würzen und mit jeweils einer Scheibe Schinken belegen. Frühlingszwiebel, Knoblauch und Cashewkerne gut vermengen und die Roulade damit füllen. Roulade fest aufrollen und fixieren.

- Öl in einer Pfanne erhitzen und die Rouladen darin kräftig anbraten. Mehl und Curry in Bratfett leicht anschwitzen. Mit Brühe, Weinschorle und Sahne ablöschen und bei mittlerer Hitze 40 Minuten schmoren lassen.

- Butterschmalz in einer Pfanne zum Schmelzen bringen. Zwiebel fein hacken und glasig dünsten. Curry dazugeben. Mit der Sahne ablöschen und mit einem Schneebesen gut verrühren. Die Soße mit Salz und Pfeffer abschmecken.

Nährwerte pro Portion:

626 Kcal, 21 g E, 52 g F, 15 g KH

MEHR WISSEN

Tipps für den richtigen Umgang mit Fleisch

- Fleisch sollte zur Aufbewahrung immer gut gekühlt sein, daher nach dem Kauf möglichst rasch bei Temperaturen zwischen 3 und 5 Grad kühl stellen. So bleibt es bis zu zwei Tagen frisch.
- So werden Ihre Schnitzel schön zart: Geben Sie eine Messerspitze Backpulver zu den Gewürzen und reiben Sie das Fleisch damit ein.
- Schütten Sie das Auftauwasser von tiefgefrorenem Fleisch während des Tauvorgangs stets weg.

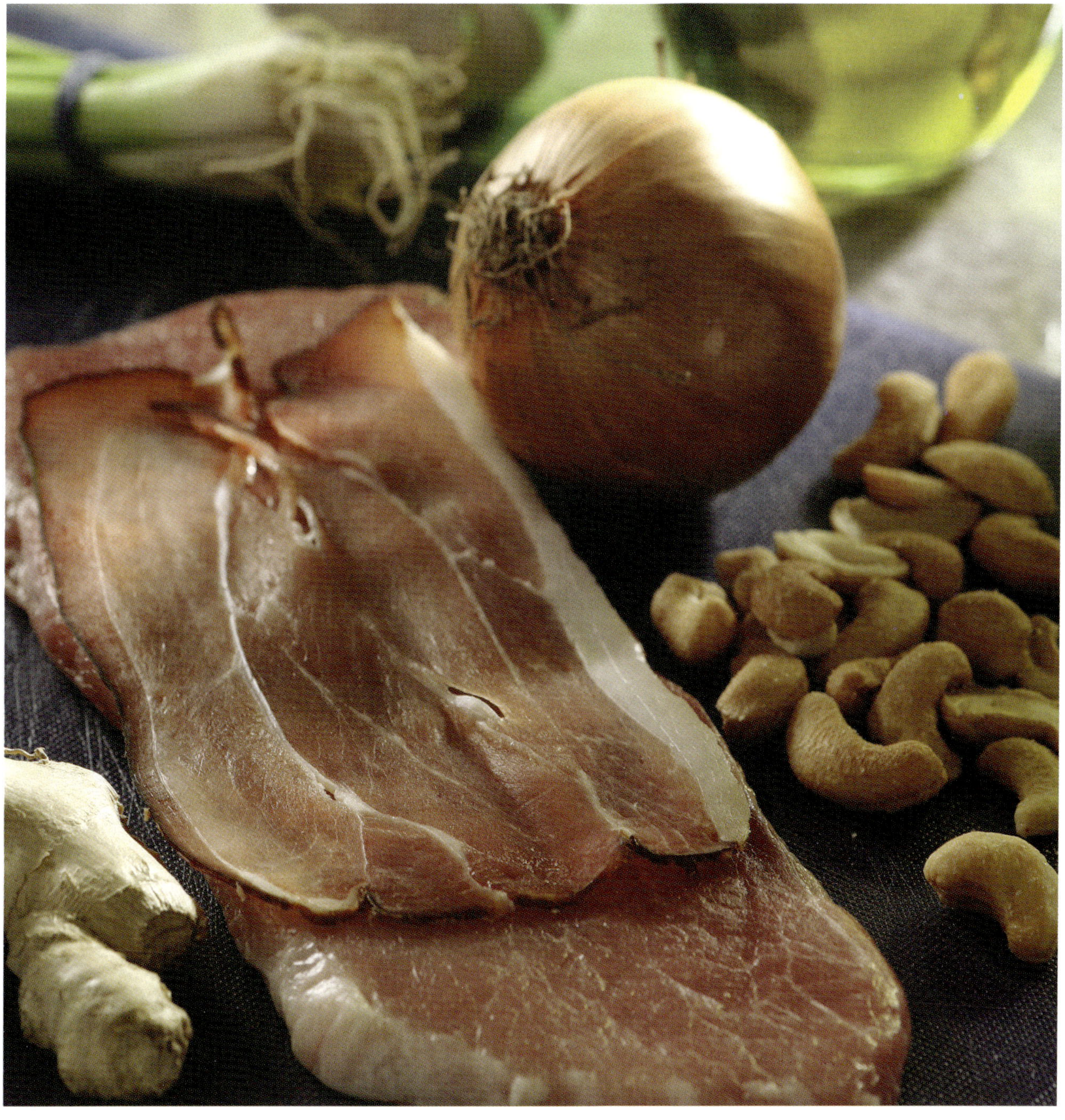

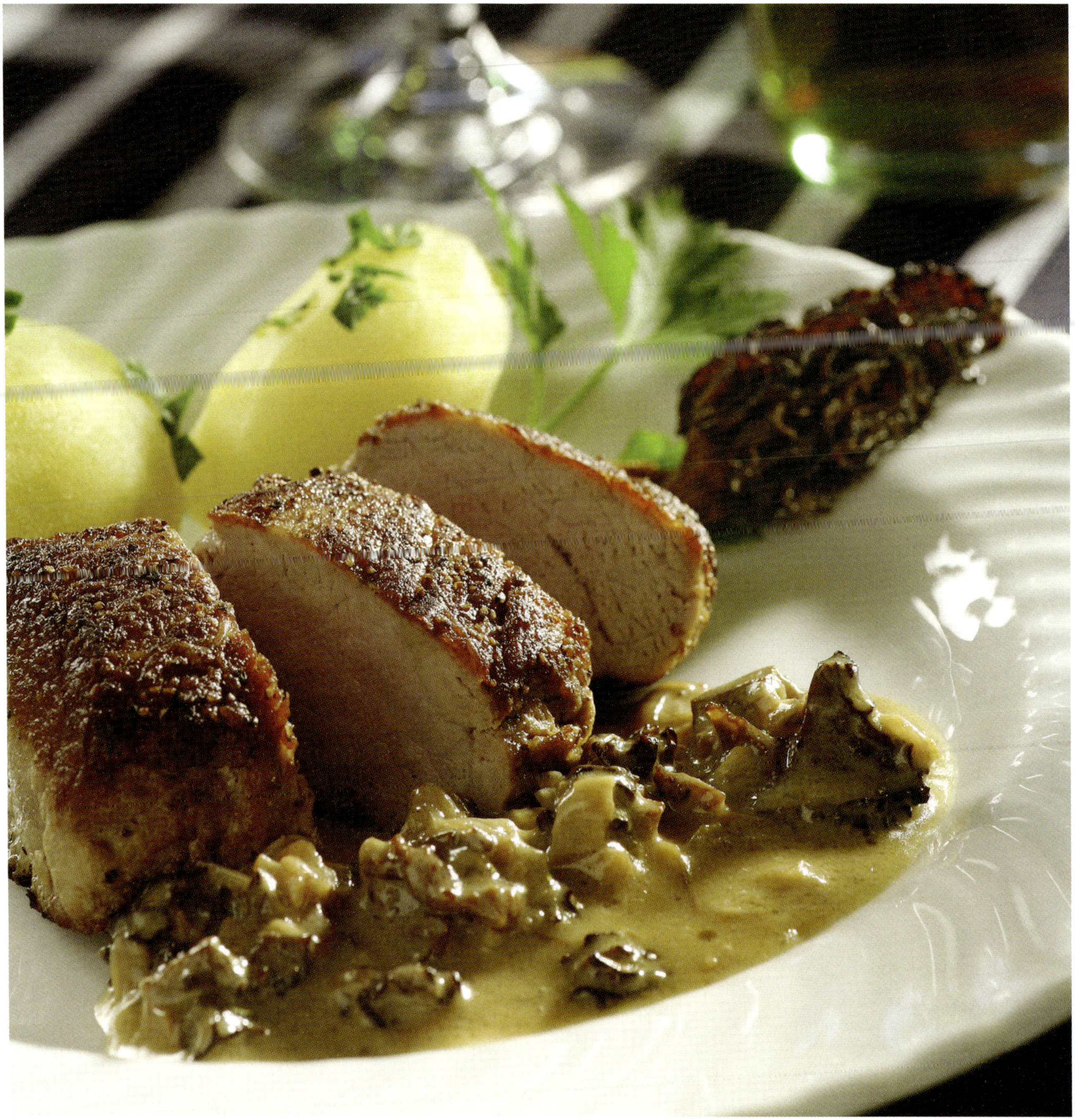

Schweinefilet an Morchelrahm

Achten Sie darauf, echte Morcheln zu kaufen und keine asiatischen – der Geschmack ist unvergleichlich besser.

- Morcheln in 2 Tassen warmem Wasser eine Stunde lang einweichen. Die Einweichflüssigkeit aufbewahren. Die Hälfte der Morcheln sowie die Schalotte klein schneiden und in heißem Öl anschwitzen.
- Die glasige Schalotte dazugeben und mit zwei EL der Einweichflüssigkeit ablöschen. Mit dem Fond auffüllen. Kurz aufkochen lassen und dann die Sahne zugeben. Die Soße kräftig rühren, bis sie sämig ist.
- Die restlichen Morcheln klein schneiden und zu der Soße geben. Mit Salz und Pfeffer abschmecken. Das Schweinefilet mit Pfeffer und Salz würzen. Öl in einer Pfanne heiß werden lassen und das Filet darin anbraten, bis es gar ist. Filet aufschneiden, auf Tellern anrichten und mit der Morchelsoße übergießen.

2 Portionen · braucht etwas mehr Zeit

20 g	getrocknete Morcheln
1	Schalotte
2 EL	Öl
100 ml	Kalbsfond
100 ml	Sahne
	Pfeffer | Salz
350 g	Schweinefilet

Nährwerte pro Portion:

469 Kcal, 45 g E, 31 g F, 3 g KH

Feta-Frikadellen

Die Frikadellen können Sie in der Pfanne braten, frisch vom Grill schmecken sie jedoch besonders köstlich.

- Hackfleisch mit gewürfeltem Fetakäse, gepresster Knoblauchzehe, Kräutern, Pfeffer und Salz mischen und zu flachen Frikadellen formen. Ein paar Stunden durchziehen lassen. Öl heiß werden lassen und die Frikadellen anbraten.

2 Portionen · geht schnell

500 g	Hackfleisch gemischt
100 g	Fetakäse
1	Knoblauchzehe
1 EL	Kräuter der Provence
	Pfeffer | Salz
2 EL	Öl

Nährwerte pro Portion:

812 Kcal, 55 g E, 65 g F, 2 g KH

Rinderfilet in Thymian-Meerrettich-Kruste

Ein Fleischgericht für besondere Anlässe.

2 Portionen · braucht etwas mehr Zeit

400 g Rinderfilet
Salz | Pfeffer
2 EL Öl
1 Stiel Thymian
40 g Butter
3 EL Paniermehl
50 g Meerrettich (aus dem Glas)
250 g Rosenkohl
120 g Champignons
1 kleine Zwiebel
2 EL Öl
1 Msp. Gemüsebrühe (Instant)
Muskat
1/2 Glas Rinderfond (200 ml)
1 TL Speisestärke

- Rinderfilet mit Salz und Pfeffer würzen. Öl in einer Pfanne erhitzen und das Fleisch kräftig von allen Seiten anbraten. Herausnehmen und auskühlen lassen.
- Thymian waschen, trocken schütteln und die Blättchen vom Stiel zupfen. Butter, Paniermehl, Meerrettich und Thymianblätter glatt rühren. Das Fleisch mit der Masse bestreichen. Im vorgeheizten Backofen bei 200 Grad (Umluft 180 Grad) 40 Minuten garen.
- Rosenkohl putzen und die Blättchen lösen. Champignons putzen und halbieren. Zwiebel schälen und fein hacken. Öl in einer Pfanne erhitzen und die Zwiebel darin glasig dünsten. Champignons und Rosenkohlblättchen mit braten. Mit 30 ml Wasser ablöschen und aufkochen lassen. Brühe dazugeben. Das Gemüse bei mittlerer Hitze 5 Minuten dünsten. Mit Salz und Pfeffer abschmecken.
- Fond in einem Topf zum Kochen bringen. Speisestärke und 2 EL Wasser glatt rühren und in den Fond geben. Unter Rühren nochmals aufkochen. Soße mit Salz und Pfeffer würzen.
- Das Filet auf dem Ofen nehmen. Etwas ruhen lassen und in Scheiben schneiden. Das Fleisch mit dem Rosenkohl-Champignon-Gemüse auf einer Platte anrichten. Die Soße extra reichen.

Nährwerte pro Portion:

792 Kcal, 56 g E, 52 g F, 26 g KH

SO WIRD'S GEMACHT

Zarte Steaks

Voraussetzung für das Gelingen eines Steaks ist eine gute Pfanne, gut abgehangenes Fleisch und ein bisschen Fingerspitzengefühl.
Für Steaks verwendet man am besten keine beschichteten Pfannen, sondern nach Möglichkeit schwere Pfannen aus Gusseisen, Eisen oder Edelstahl. Nur bei einem ebenen Boden ist eine gleichmäßige Hitzeverteilung gewährleistet. Optimal ist, wenn der Bodendurchmesser der Pfanne mit der Kochplatte übereinstimmt.

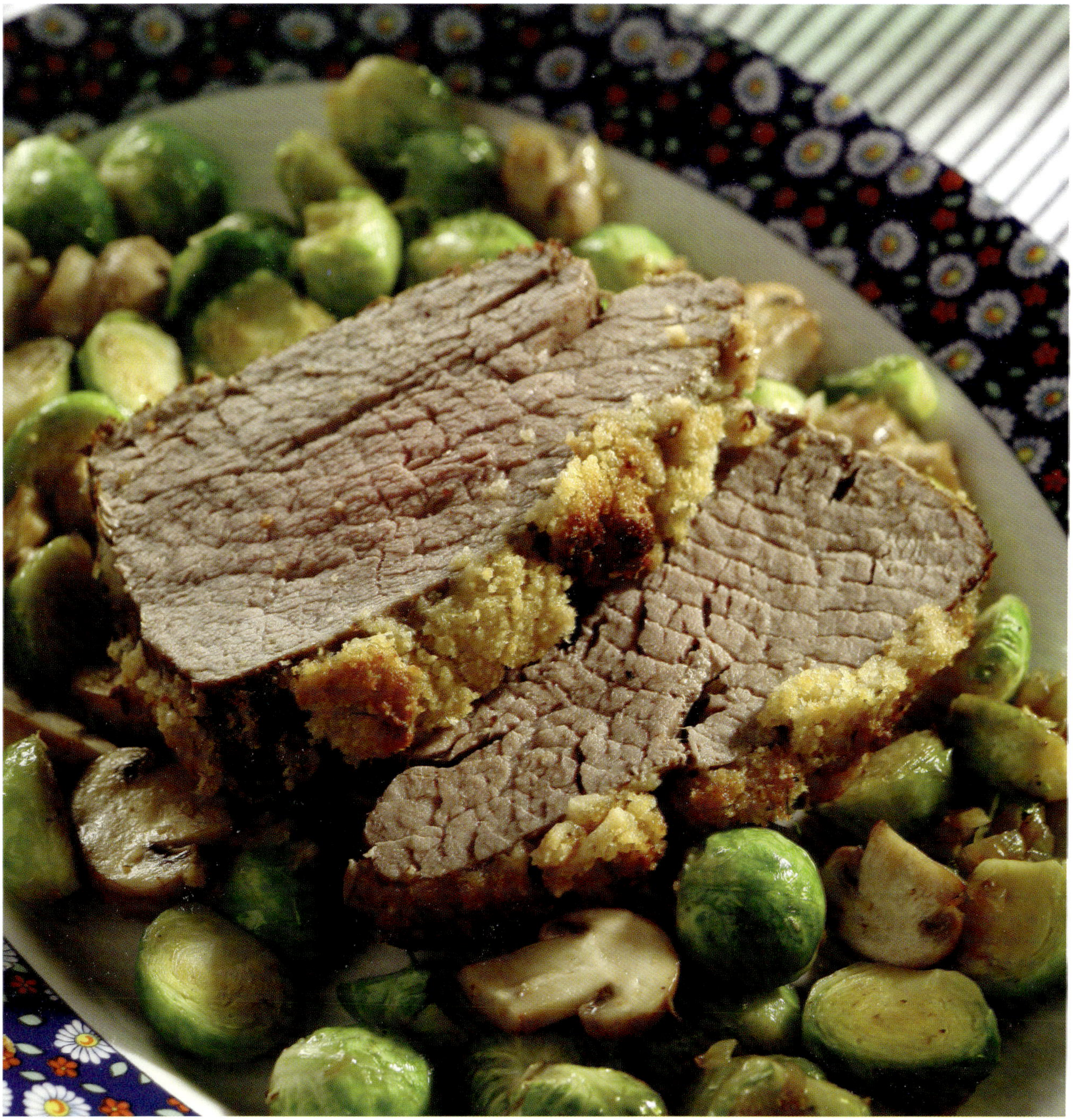

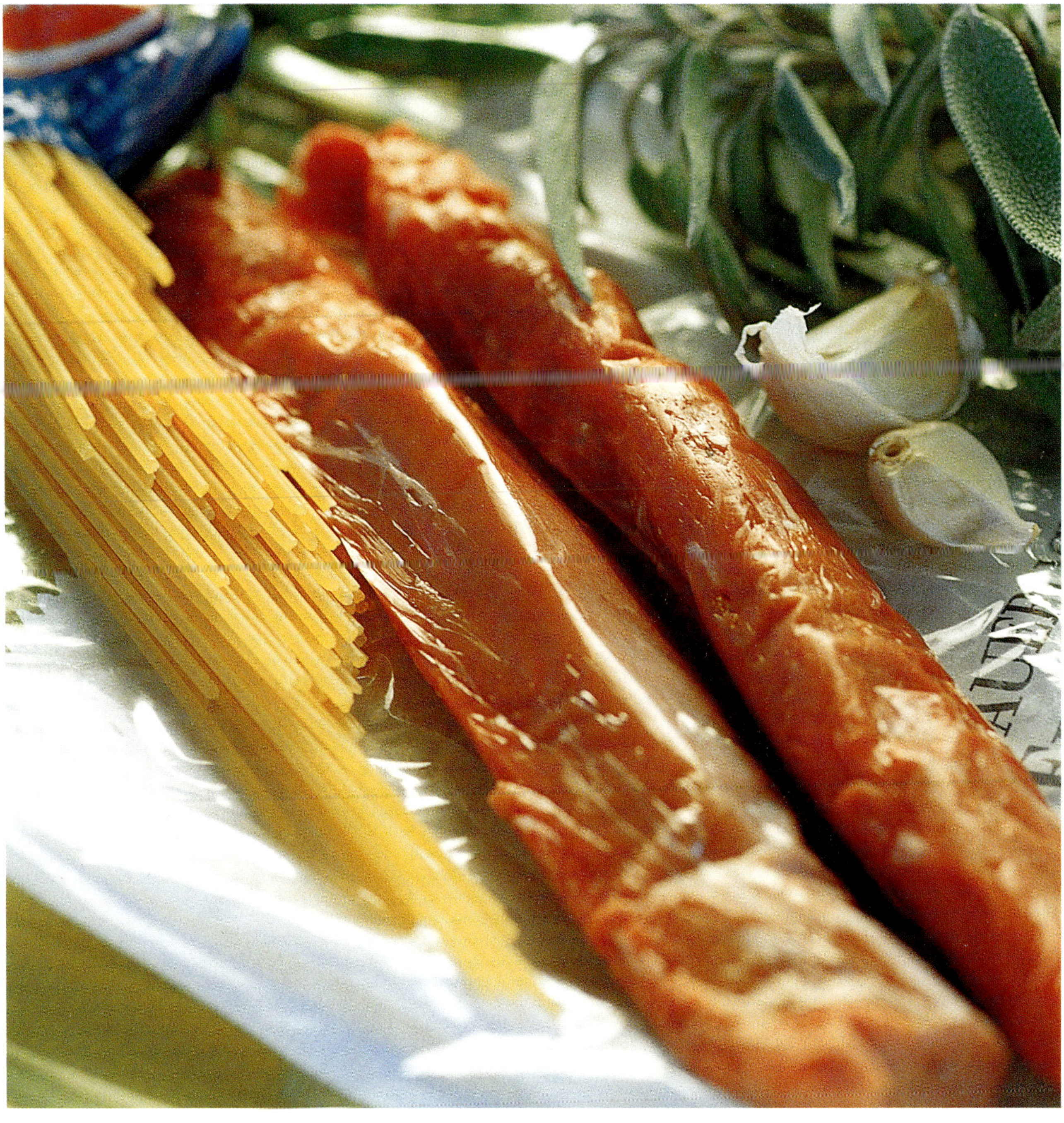

Lammfilet mit Jogurt-Kräuter-Soße

2 Portionen · gut vorzubereiten

2 EL Öl
1 EL Kräuter der Provence
2 Lammfilets
Pfeffer | Salz
2 EL Olivenöl
1 Zwiebel
150 g Jogurt
$^1/_2$ Bund Petersilie
$^1/_2$ Bund Schnittlauch

- Olivenöl mit Kräutern der Provence verrühren und damit die Lammfilets von beiden Seiten bestreichen. Beide Seiten mit Pfeffer und Salz würzen. Die Filets von beiden Seiten in Öl kurz anbraten und anschließend in Alufolie wickeln.

- Zwiebel würfeln und im Bratfett glasig dünsten, dann vom Herd nehmen und Jogurt unterrühren. Petersilie hacken und Schnittlauch in Röllchen schneiden, beides dazugeben und mit Salz und Pfeffer abschmecken.

- Fleisch aus der Folie nehmen und dabei den Fleischsaft, der sich in der Folie angesammelt hat, unter die Soße rühren. Die Filets mit der Soße anrichten.

Beilage: Nudeln oder Brot.

Nährwerte pro Portion:

509 Kcal, 47 g E, 33 g F, 7 g KH

Hirschgulasch in Balsamicosoße

2 Portionen · braucht etwas mehr Zeit

400 g Hirschgulasch oder wahlweise anderes Wildgulasch
50 g kleine Schalotten
250 g Möhren
120 g Champignons
2 EL Öl
Salz | Pfeffer
1 Lorbeerblatt
1 EL Mehl
40 ml Brühe
3 EL Balsamicoessig
2 Stiele Thymian
2 EL Schlagsahne

- Gulasch abspülen und trocken tupfen. Schalotten schälen und halbieren. Möhren schälen und in Scheiben schneiden. Pilze putzen und halbieren. Öl in einem Bräter erhitzen und das Fleisch darin anbraten. Schalotten, Pilze und Möhren dazugeben, ebenso das Lorbeerblatt. Mit Salz und Pfeffer würzen. Mehl darüber streuen und kurz anschwitzen. Mit Brühe und 1 EL Essig ablöschen. Bei mittlerer Hitze zugedeckt 40 Minuten schmoren lassen.

- Thymian hacken und zum Fleisch dazugeben, dann etwas Wasser hinzufügen und weitere 30 Minuten schmoren lassen. Mit Salz, Pfeffer und dem restlichen Essig abschmecken. Mit der Sahne verfeinern.

Nährwerte pro Portion:

443 Kcal, 47 g E, 22 g F, 14 g KH

Kaninchen con pinoli e olive

Dieses Gericht ist eine Spezialität aus Ligurien und macht schwer was her bei Ihrem italienischen Abend.

2 Portionen · braucht etwas mehr Zeit

1/2	Kaninchen
	Salz I Pfeffer
1/2	Zwiebel
1	Knoblauchzehe
4 EL	Olivenöl
50 g	Pinienkerne
1	Zweig Salbei
1	Zweig Rosmarin
1	Lorbeerblatt
125 ml	leichten, trockenen Weißwein
100 m	Kalbsfond
100 g	schwarze Oliven

- Das Kaninchen in 4 Teile zerteilen. Mit Salz und Pfeffer würzen. Zwiebel und Knoblauch schälen und würfeln. Olivenöl in einem Bräter erhitzen und die Kaninchenteile von allen Seiten goldbraun anbraten. Zwiebel, Knoblauch und Pinienkerne hinzufügen. Kurz mitrösten, dann die Kräuterzweige und das Lorbeerblatt dazugeben. Mit Weißwein ablöschen.

- Den Bräter für 35 Minuten bei 180 Grad (Umluft 160 Grad) in den Backofen stellen. Zwischendurch die Kaninchenstücke umdrehen und mit dem Kalbsfond ablöschen. Oliven dazu geben, den restlichen Kalbsfond dazu gießen und weitere 15 Minuten garen.

Tipp

Servieren Sie das Kaninchen mit etwas Focaccia (italienisches Fladenbrot) und einem leichten Weißwein.

Nährwerte pro Portion:

837 Kcal, 55 g E, 60 g F, 9 g KH

MEHR WISSEN

Kleine Warenkunde: Kaninchen

Bereits vor über 2000 Jahren hielten die alten Römer Kaninchen in großen Freigehegen. Sie nahmen an, dass der Verzehr von Kaninchenfleisch das Blut reinigt und ihnen Jugend und Schönheit verleiht. Und tatsächlich ist Kaninchenfleisch mit einem Fettanteil von unter 10 % nicht nur sehr mager, sondern außerdem reich an Omega-3-Fettsäuren. Auch sein Cholesteringehalt ist im Vergleich zu anderen Fleischsorten deutlich niedriger. Der Geschmack von Kaninchenfleisch ist nicht so herzhaft und streng wie der anderer Wildtiere. Daher lässt es sich auf vielfältige Art würzen, zum Beispiel mit Pfeffer oder Paprika, mit Rosmarin, Knoblauch, Thymian, Tomate, Pilzen, saurer Sahne oder mit Wein. Besonders empfehlenswert ist das Marinieren in Buttermilch. Die darin enthaltene Säure „gart“ das Fleisch vor, sodass sich die Garzeit verringert und das Fleisch schön saftig bleibt.

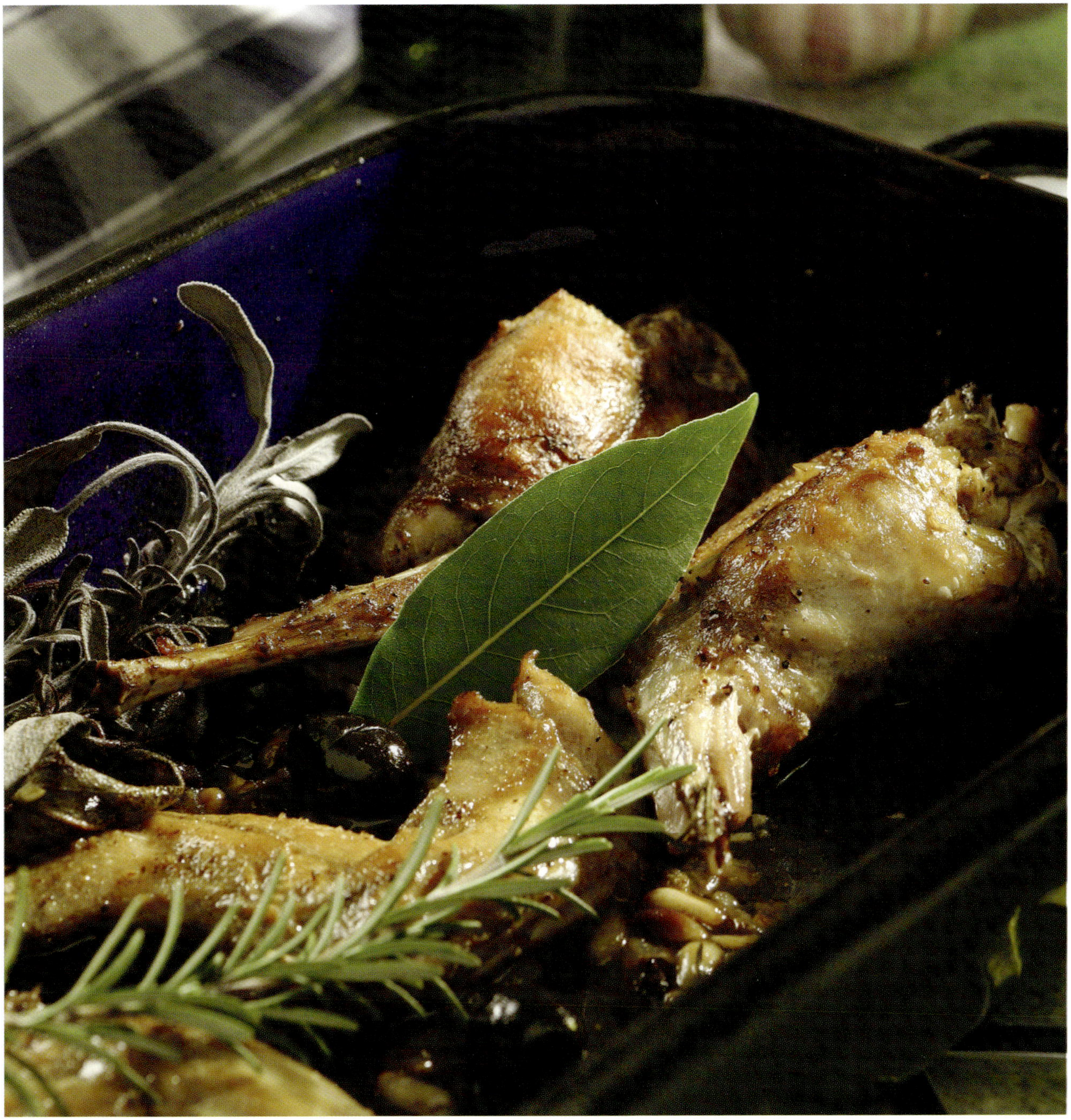

HAUPTGERICHTE

Gratinierter Pilzauflauf

Ein Genuss – und dazu noch ganz einfach zuzubereiten.

2 Portionen · gelingt leicht

$^{1}/_{2}$	Zwiebel
1	Möhre
20 g	Butter
250 g	Champignons
120 g	Austernpilze
10 g	getrocknete Morcheln
20 ml	Sahne
	Pfeffer I Salz
$^{1}/_{2}$	Zitrone
$^{1}/_{2}$	Bund Schnittlauch
$^{1}/_{2}$	Bund Petersilie
100 g	Gouda, geraspelt

- Zwiebel und Möhre schälen und würfeln. Butter in einer Pfanne zum Schmelzen bringen und die Zwiebel sowie die Möhre darin andünsten. Die Pilze säubern, vierteln und in eine Pfanne mit der Sahne köcheln lassen.

- Mit Salz, Pfeffer und Abrieb von der Zitrone würzen. Petersilie und Schnittlauch klein hacken, unterrühren und die Masse in eine Auflaufform geben. Käse aufstreuen und im Backofen bei 180 Grad (Umluft 160 Grad) 5 Minuten gratinieren.

Nährwerte pro Portion:

350 Kcal, 19 g E, 27 g F, 12 g KH

Rosenkohl mit einer knusprigen Kartoffelkruste

Gesund essen mit Genuss: So gut schmeckt's ohne Fleisch!

2 Portionen · braucht etwas mehr Zeit

600 g	Rosenkohl
1	kleine Zwiebel
1 TL	Öl
1 EL	Gemüsebrühe
400 g	Kartoffeln
100 ml	Schlagsahne
	Salz I Pfeffer
	Muskat
	Majoran zum Garnieren

- Rosenkohl putzen, Zwiebel schälen und fein würfeln. Öl heiß werden lassen und zuerst die Zwiebel dünsten. Kohl zufügen und kurz mitdünsten. Mit 150 ml Wasser ablöschen und aufkochen lassen. Brühe einrühren und auf mittlerer Stufe 10 Minuten garen.

- Kartoffeln schälen, waschen und grob raspeln. Rosenkohl mit der Brühe in eine Auflaufform geben und mit den geraspelten Kartoffeln gleichmäßig bestreuen.

- Sahne mit Salz, Pfeffer und Muskat würzen. Gleichmäßig über den Kohl gießen. Den Auflauf im Backofen bei 200 Grad (Umluft 180 Grad) 40 Minuten backen. Vor dem Servieren mit Majoran garnieren.

Nährwerte pro Portion:

382 Kcal, 16 g E, 19 g F, 35 g KH

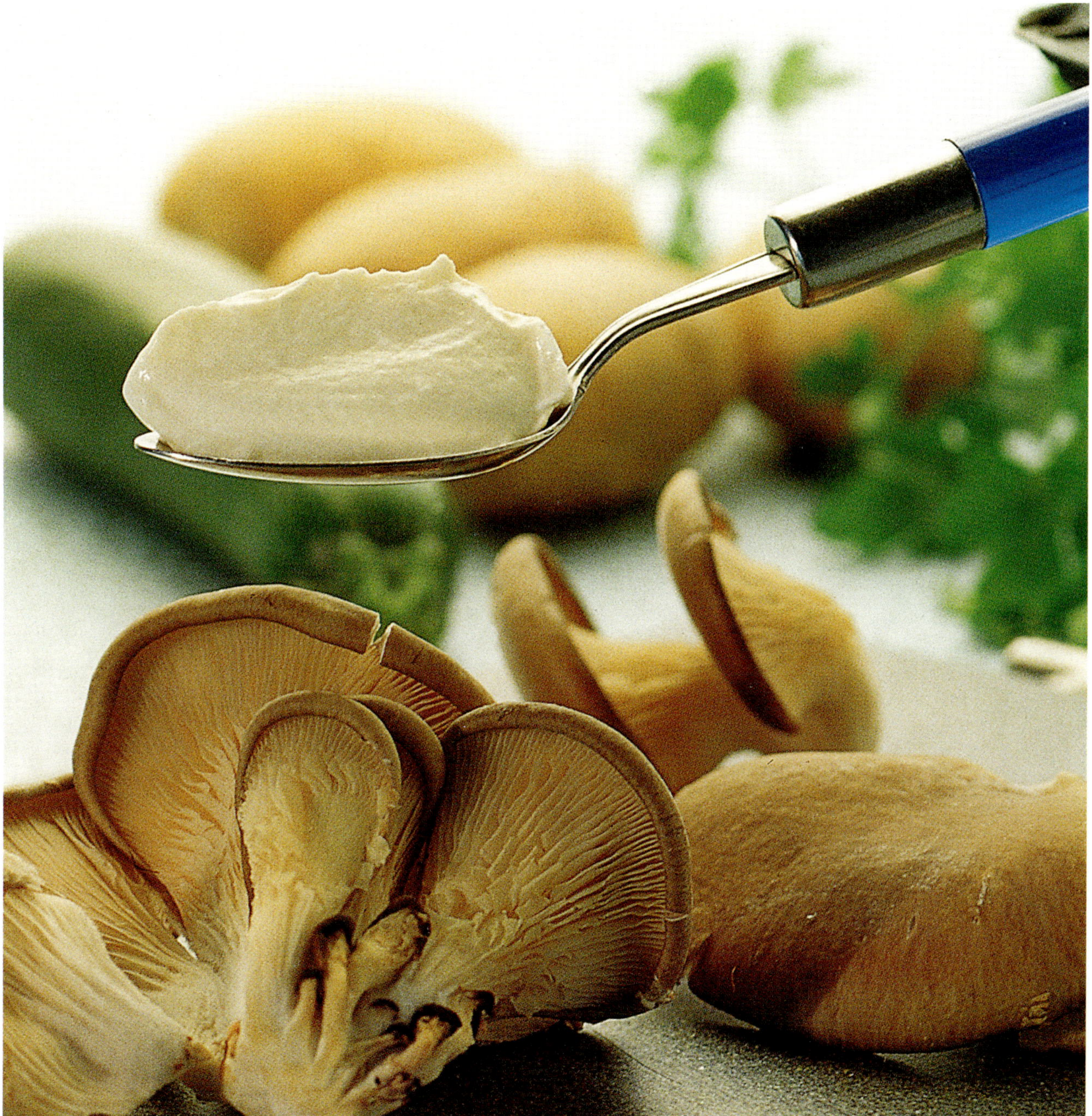

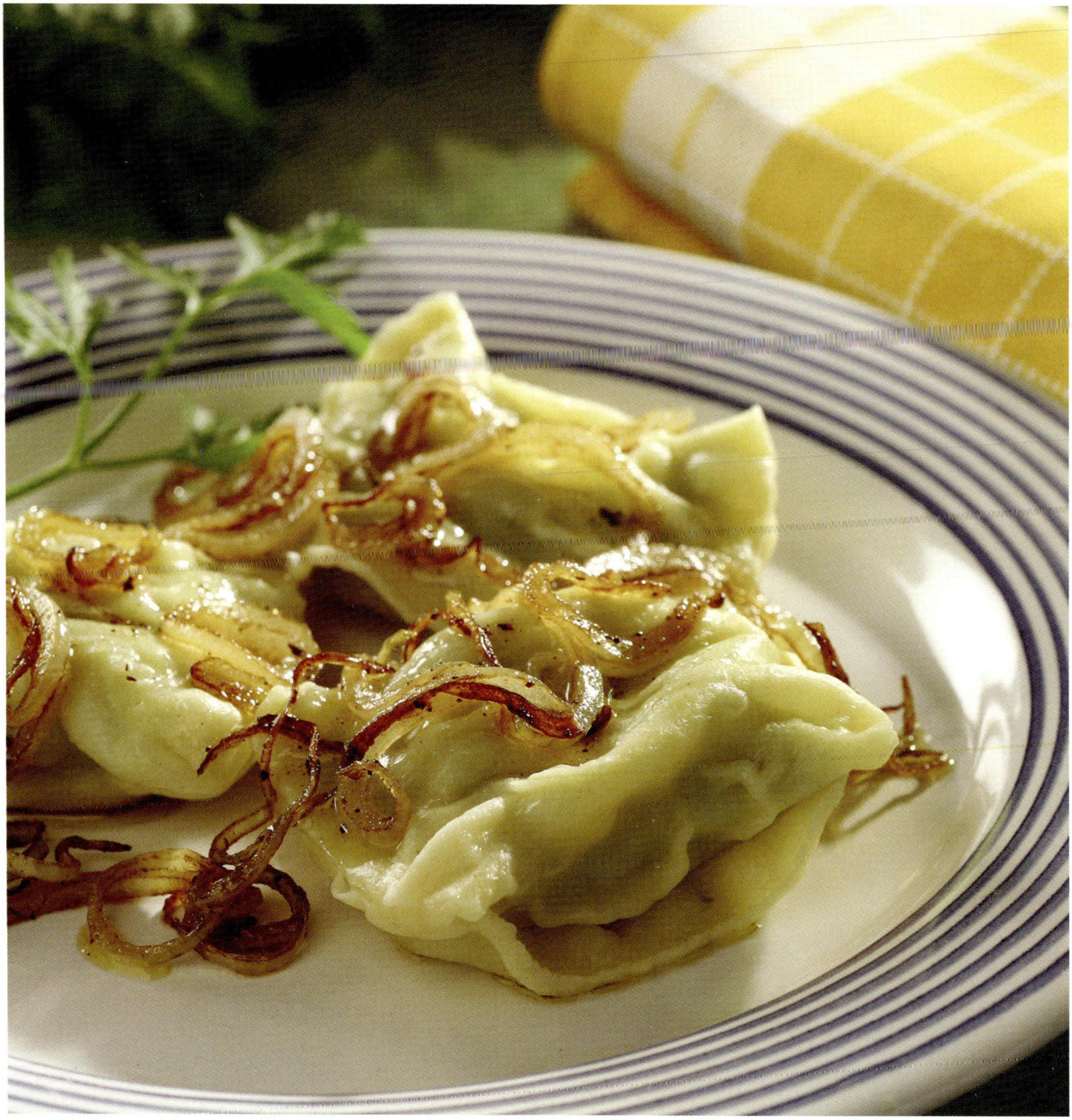

Maultaschen mit Spinat

Maultaschen seien wie Schwaben, meinte Thaddäus Troll – in einem unliebenswürdigen Gewand verbergen sie einen delikaten Kern …

- Mehl in eine Schüssel geben und eine Mulde bilden. Eier, Öl, Wasser und eine Prise Salz zu einem Teig verkneten. Fertigen Teig in Alufolie einwickeln und 60 Minuten ruhen lassen.

- Spinat waschen und in Salzwasser blanchieren. Gut abtropfen lassen und klein hacken. Eine Zwiebel fein hacken, die andere Zwiebel in Ringe schneiden. Das Toastbrot in der Milch einweichen. Speck, Hack, Spinat, Zwiebelwürfel, 1 Ei und das gut ausgedrückte Toastbrot miteinander mischen und verkneten. Die Masse mit Salz, Pfeffer, Muskat und den Kräutern würzen.

- Nudelteig auf einer mit Mehl bestreuten Arbeitsplatte ausrollen und Rechtecke (6 x 12 cm) ausschneiden. Jeweils auf eine Hälfte 1 EL Fleisch-Spinat-Füllung geben. Eigelb mit 2 EL Wasser verquirlen und die Teigränder damit bepinseln. Teigtasche verschließen und gut andrücken. Brühe zum Kochen bringen und die Teigtaschen 15 Minuten darin ziehen lassen.

- Butter in einer Pfanne zum Schmelzen bringen und die Zwiebelringe darin goldgelb rösten. Teigtaschen auf zwei Tellern anrichten. Butter und Zwiebeln darüber gießen und mit etwas Kräutern bestreuen – fertig!

Nährwerte pro Portion:

843 Kcal, 40 g E, 41 g F, 77 g KH

€ 2 Portionen · preisgünstig

150 g	Mehl
3	Eier
1 TL	Öl
	Salz
100 g	Spinat
2	Zwiebeln
3	Scheiben Toastbrot
50 ml	heiße Milch
30 g	Speckwürfel
100 g	Hackfleisch
	Pfeffer
	Muskat
1 EL	TK-Kräuter (gemischt)
1	Eigelb
700 ml	Brühe
2 EL	Butter

Polnische Piroggen

2 Portionen · braucht etwas mehr Zeit

200 g	Mehl
2	Eier
	Salz
250 g	Schweinefleisch
2 EL	Öl
	Salz | Pfeffer
200 g	Kartoffeln
200 g	Sauerkraut

- Aus Mehl, Eiern und einer Prise Salz einen Nudelteig herstellen. Diesen kneten und anschließend breit und flach ausrollen. Schweinefleisch zu Grieben schneiden. Öl in einer Pfanne heiß werden lassen und das Fleisch darin anbraten. Mit Salz und Pfeffer würzen.

- Kartoffeln kochen, auspressen (mithilfe einer Kartoffelpresse) und mit gekochtem Sauerkraut vermengen. Die Hälfte der Grieben untermischen. Aus dem Teig dreieckige Taschen formen, mit der Sauerkraut-Grieben-Masse füllen und zu Teigtaschen verschließen. Anschließend in kochendem Salzwasser 20 Minuten garen.

- Danach die Piroggen auf Tellern anrichten, mit dem restlichen Fett und Grieben übergießen. Mit Salz und Pfeffer noch mal nachwürzen.

Tipp

Schneiden Sie am besten viereckige Quadrate aus dem Teig heraus, die Sie dann einfach zu einem Dreieck zusammenklappen. Achtung: Gut an den Seiten andrücken, da die Teigtaschen sonst beim Garen auseinander fallen können.

Nährwerte pro Portion:

844 Kcal, 46 g E, 34 g F, 87 g KH

Spaghetti Carbonara

2 Portionen · geht schnell

250 g	Spaghetti
4	Scheiben Frühstücksspeck
2	Eier
30 g	frisch geriebenen Parmesan
180 ml	Sahne
	schwarzer Pfeffer aus der Mühle

- Die Nudeln in reichlich Salzwasser nach Packungsanleitung al dente kochen. Abgießen und wieder in den Topf geben. Speck vom Rand befreien und in dünne Streifen schneiden. In einer Pfanne knusprig braten. Auf einem Küchenpapier das Fett abtropfen lassen.

- Eier, Parmesan und die Sahne in einer Schüssel gut verrühren. Speck dazugeben und gut umrühren. Die Soße zu den Nudeln geben und diese vorsichtig erhitzen. Mit Pfeffer würzen und sofort servieren.

Nährwerte pro Portion:

887 Kcal, 34 g E, 44 g F, 89 g KH

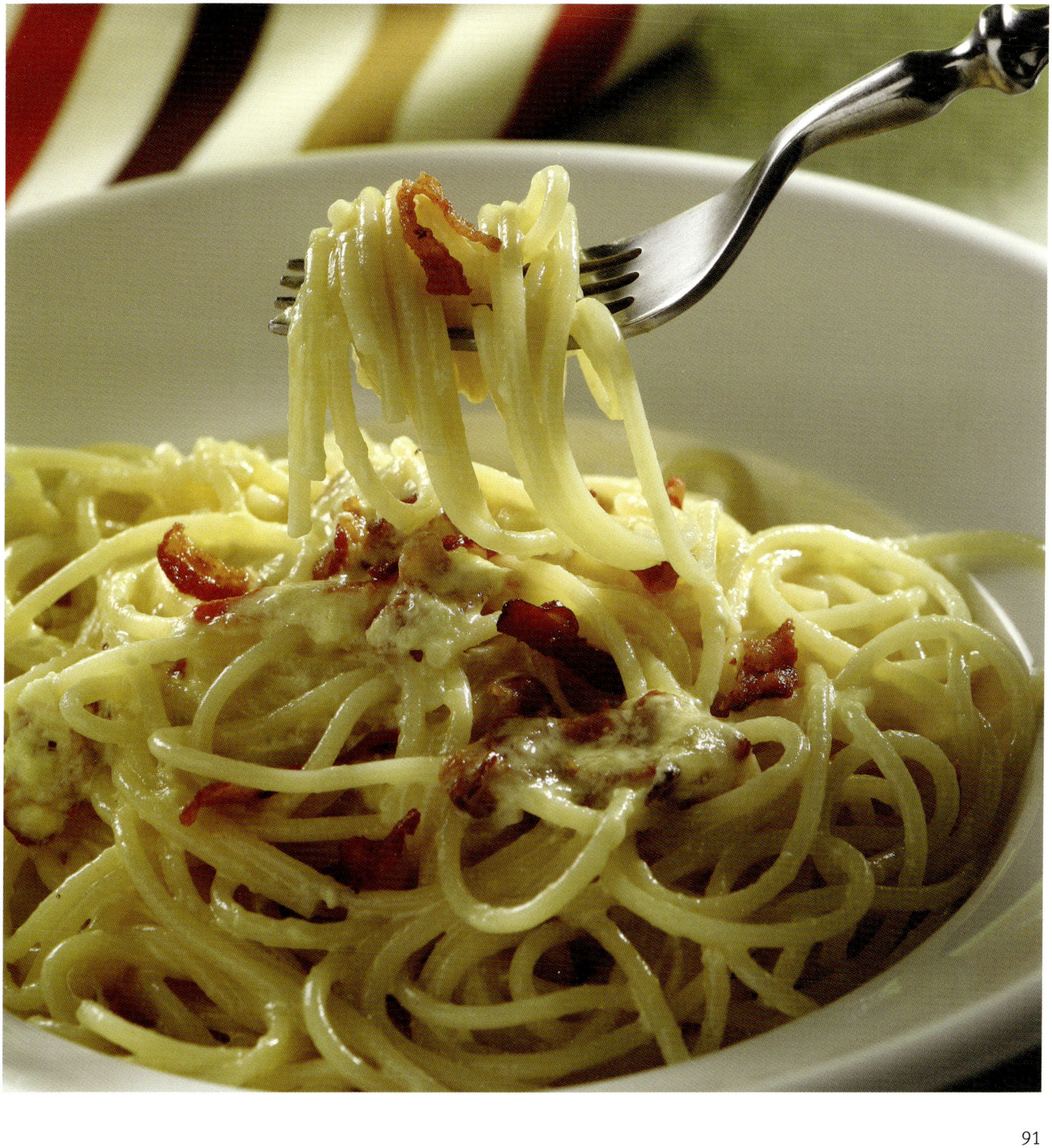

Feiner Nudelauflauf

Schmeckt Ihren Kindern ebenso wie Ihren Gästen.

2 Portionen · gelingt leicht

200 g	Blattspinat
	Muskat
	Pfeffer, Salz
1/2	Zwiebel
2 EL	Öl
200 g	Hackfleisch
125 g	geriebener Käse
150 g	Bandnudeln
125 ml	Brühe
50 ml	Sahne

- Den Spinat mit etwas Wasser in einem Topf erhitzen und mit Pfeffer, Salz und Muskat würzen. Öl in einer Pfanne heiß werden lassen und das Hackfleisch darin anbraten. Mit Pfeffer und Salz abschmecken.

- Nudeln nach Packungsbeilage kochen (al dente) und in eine Auflaufform geben. Etwa 2/3 des Käses gleichmäßig darauf verteilen. Das Hackfleisch und den Spinat dazu geben.

- Brühe gemeinsam mit der Sahne in einem Topf kurz aufkochen lassen und über den Auflauf gießen. Anschließend mit dem restlichen Käse bestreuen und bei 220 Grad (Umluft 200 Grad) für 15–20 Minuten im vorgeheizten Backofen gratinieren.

Tipp

Am besten verwenden Sie geriebenen Edamer. Sie können das Rezept auch abwandeln, indem Sie zwei unterschiedliche Käsesorten mischen, wie zum Beispiel Edamer und Feta.

Nährwerte pro Portion:

1080 Kcal, 53 g E, 57 g F, 88 g KH

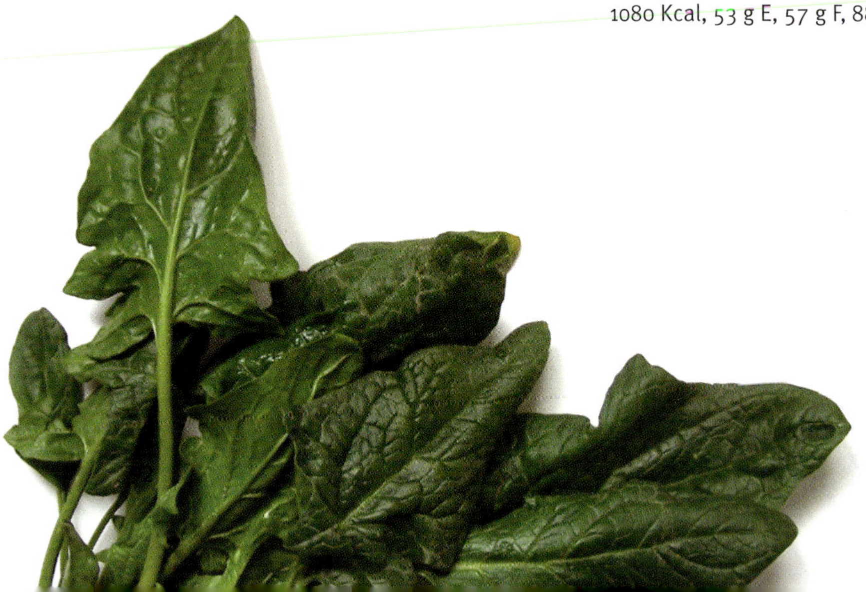

Tagliatelle mit Entenbrust in feiner Kokosrahmsoße

2 Portionen · gut vorzubereiten

2	Entenbruststücke
1/2	Chilischote
1/2	Möhre
300 g	Tagliatelle
	Salz I Pfeffer
2 EL	Öl
80 ml	Sahne
1/2	Dose Kokosmilch (ungesüßt)

- Die Entenbrust in schmale, 1,5 cm lange Streifen schneiden. Chilischote entkernen und sehr fein hacken. Möhre schälen und in grobe Streifen reiben.
- Nudeln nach Packungsanleitung zubereiten. Die Ente mit Salz und Pfeffer würzen. Öl heiß werden lassen und die Entenstreifen gut 5 Minuten darin anbraten. Ente herausnehmen und im Anschluss die geriebene Möhre kurz andünsten.
- Sahne, Kokosmilch und Chilischoten mit in die Pfanne geben und gut umrühren. Die Ente mit in die Pfanne geben und mit Salz und Pfeffer nochmals abschmecken. Nudeln mit der Soße gut verrühren und servieren.

Nährwerte pro Portion:

1040 Kcal, 42 g E, 48 g F, 110 g KH

Spinatmakkaroni mit Schinken und Käse

2 Portionen · geht schnell

250 g	Makkaroni
2	Scheiben gekochter Schinken
250 g	Blattspinat (TK)
3 EL	Milch oder Sahne
	Pfeffer
30 g	Gouda gerieben

- Nudeln nach Packungsanleitung al dente kochen und abgießen. Schinken in Streifen schneiden. Spinat erhitzen und mit etwas Milch verfeinern. Mit Pfeffer würzen. Spinat und Nudeln miteinander vermengen. Auf zwei Tellern anrichten, mit Schinkenstreifen belegen und mit dem Käse bestreuen.

Nährwerte pro Portion:

580 Kcal, 32 g E, 11 g F, 87 g KH

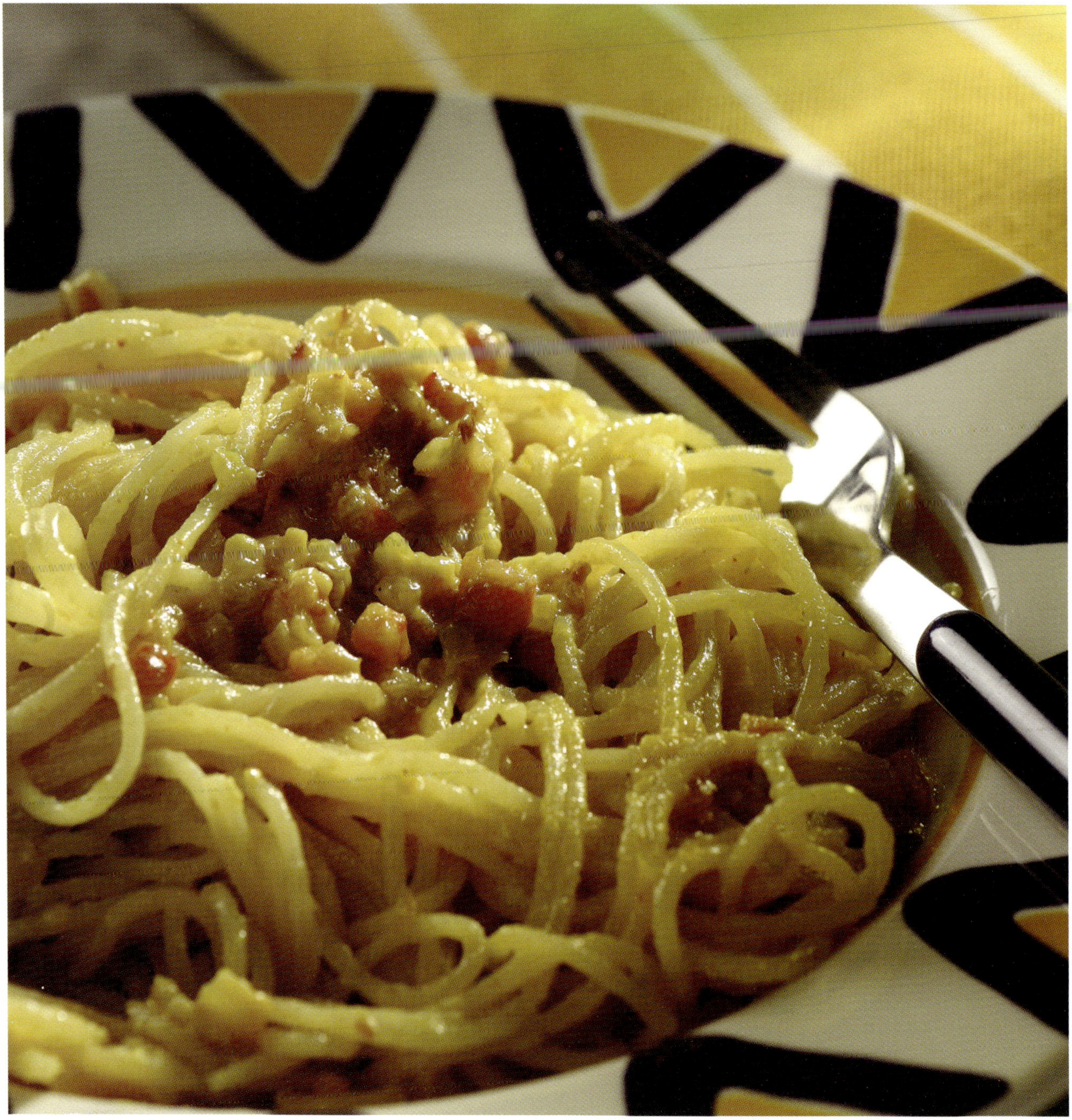

Spaghetti in edler Safransoße

Einfach zuzubereiten und durch den Safran, der die Spaghetti schön gelb färbt, ein echter Augenschmaus.

- Zwiebel fein hacken. Speck in kleine Würfel schneiden. Öl in einer Pfanne heiß werden lassen und die Zwiebel glasig dünsten. Speck dazu geben und knusprig braten.

- Spaghetti nach Packungsanleitung kochen. Safran mit Sahne verrühren, zum Speck geben und mit Salz und Pfeffer abschmecken. Soße vom Herd nehmen und das Eigelb unterziehen. Soße wieder auf den Herd stellen und rühren, bis die Masse cremig ist. Spaghetti mit der Soße gut verrühren und servieren.

2 Portionen · geht schnell

1	Zwiebel
50 g	durchwachsener Speck
1 EL	Olivenöl
180 g	Spaghetti
	Salz
	Safran
100 ml	Sahne
	Pfeffer
1	Eigelb

Nährwerte pro Portion:

642 Kcal, 19 g E, 34 g F, 65 g KH

Bandnudeln mit Rahm-Blattspinat

Ein ideales Gericht, wenn es mal schnell gehen soll.

- Nudeln nach Packungsanleitung kochen und abgießen. In der Zwischenzeit Zwiebel und Knoblauch fein schneiden und in Öl glasig dünsten. Spinat mit Pinienkernen kurz anbraten, bis der Spinat zusammenfällt.

- Mit der Sahne unter Rühren cremig einkochen lassen. Mit Salz und Pfeffer würzen. Nudeln und Soße miteinander vermengen, auf Teller verteilen, mit Parmesan bestreuen und servieren.

2 Portionen · geht schnell

200 g	Bandnudeln
1/2	Zwiebel
1/2	Knoblauchzehe
1 EL	Öl
250 g	Blattspinat
1 TL	Pinienkerne
100 g	Sahne
	Pfeffer | Salz
1 EL	Parmesan, gerieben

Nährwerte pro Portion:

576 Kcal, 17 g E, 25 g F, 71 g KH

Vollkornpasta mit Rinderfilet und Gorgonzolasoße

Nudeln und Fleisch mit Soße auf die ganz feine Art.

2 Portionen · gelingt leicht

200 ml	Rinderbrühe
100 ml	Sahne
2 EL	Butter
1 EL	Sherry
1 EL	Sherryessig
300 g	Rinderfilet
	Pfeffer
1 EL	[illegible]
	Salz
100 g	Gorgonzola
1 EL	steif geschlagene Sahne
300 g	Vollkorn-Bandnudeln
	Basilikum zum Dekorieren

- Brühe, Sahne, Butter, Sherry und Essig in einem hohen Topf zum Kochen bringen, so lange, bis die Menge sich um ein $^1/_3$ reduziert hat.

- Das Filet mit Pfeffer würzen. Öl in einer Pfanne erhitzen und das Fleisch kräftig von allen Seiten darin anbraten. Danach in den vorgeheizten Backofen bei 200 Grad (Umluft 180 Grad) stellen und 10 Minuten fertig garen.

- Fleisch herausnehmen, in Alufolie wickeln und weitere 10 Minuten ruhen lassen. Danach mit Salz würzen. Gorgonzola in kleine Stücke schneiden und in den reduzierten Soßenfond geben.

- Mit einem Stabmixer fein pürieren. Anschließend durch ein Sieb streichen. Die Soße noch einmal aufkochen, vom Herd nehmen und die geschlagene Sahne unterheben. Soße mit Salz und Pfeffer abschmecken.

- Nudeln nach Packungsanleitung kochen, mit der Soße mischen und mit den in Scheiben geschnittenen Filetscheiben dekorieren.

Nährwerte pro Portion:

1270 Kcal, 67 g E, 63 g F, 105 g KH

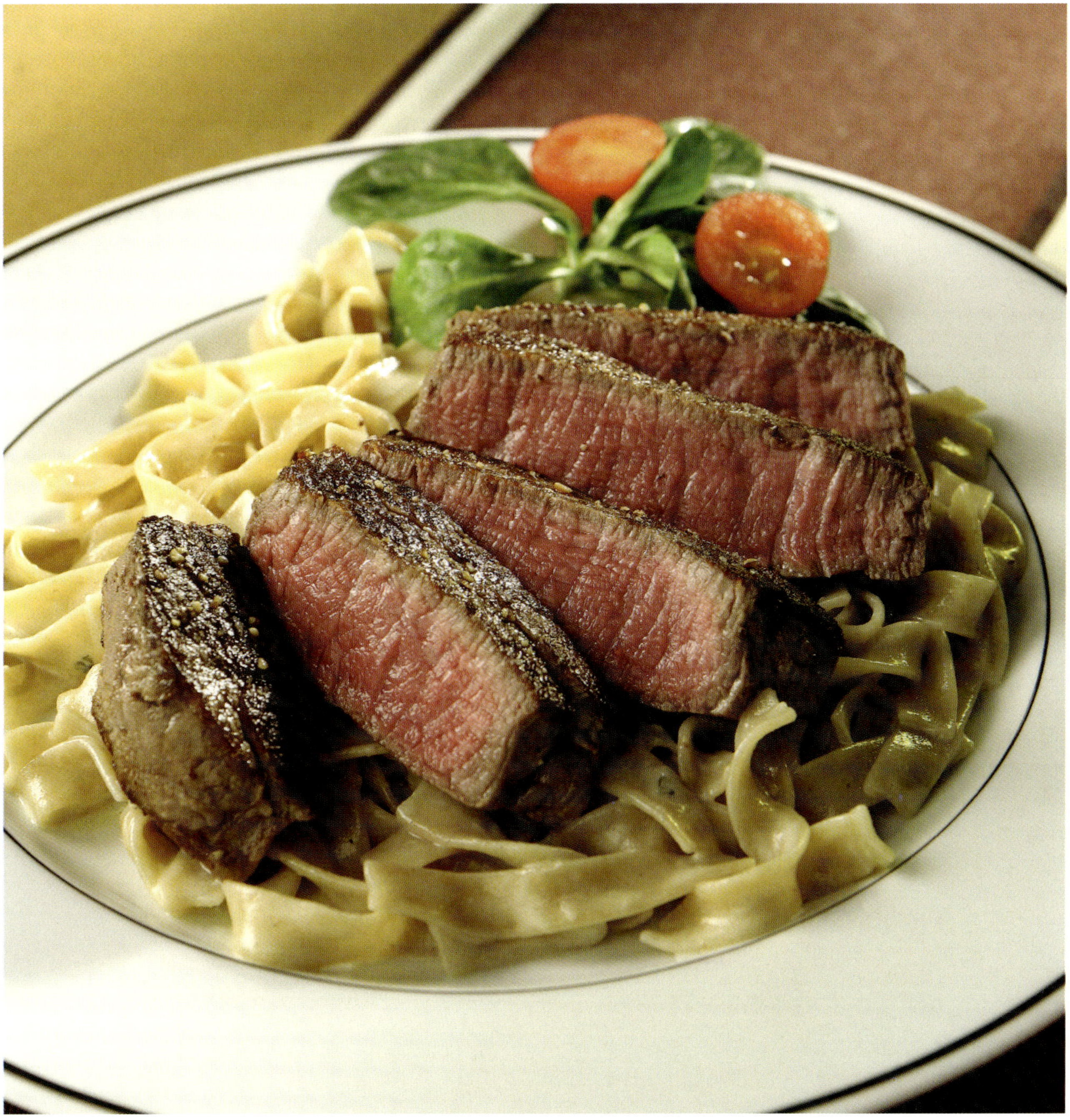

HAUPTGERICHTE

Spaghetti mit Schweinefilet und Walnuss-Kräuter-Soße

Das Geheimnis dieses Gerichts liegt in der lecker-nussigen Walnuss-Soße.

€ 2 Portionen · preisgünstig

350 g	Schweinefilet
	Salz | Pfeffer
2 EL	Butter
1	Schalotte
3	Zweige Pimpinelle (ersatzweise Kerbel)
2	Zweige Basilikum
	einige Halme Schnittlauch
25 g	Walnusskerne
200 g	Spaghetti
50 ml	Weißweinschorle
60 ml	Gemüsebrühe
60 ml	Sahne
1 EL	heller Soßenbinder

- Schweinefilet mit Salz und Pfeffer würzen. Butter in einer Pfanne zum Schmelzen bringen und das Filet darin rundum kräftig anbraten. Auf mittlerer Hitze unter Wenden 10 Minuten fertig braten.

- Schalotte fein würfeln, Kräuter und Nüsse fein hacken. Nudeln nach Packungsanleitung kochen. Filet aus der Pfanne nehmen, in Alufolie wickeln und warm stellen.

- Schalotte im Bratfett glasig dünsten. Mit der Schorle, Gemüsebrühe und der Sahne ablöschen. Soßenbinder einrühren und aufkochen lassen. Kräuter und Nüsse dazugeben. 10 Minuten bei schwacher Hitze ziehen lassen.

- Spaghetti gut abtropfen lassen. Schweinefilet in Scheiben schneiden. Das Schweinefilet mit den Nudeln sowie der Soße anrichten. Mit Kräutern garnieren.

Nährwerte pro Portion:

880 Kcal, 56 g E, 36 g F, 79 g KH

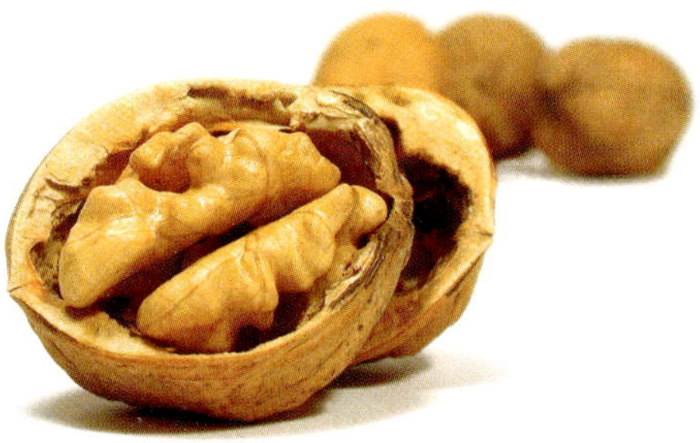

Mediterraner Käse-Makkaroni-Auflauf

2 Portionen · gelingt leicht

250 g Makkaroni-Nudeln
2 EL Olivenöl
300 ml Sahne
2 Eier
125 g Fetakäse
1 EL Mehl
1 TL Muskat
70 g geriebener Cheddar oder Mozzarella

- Nudeln in reichlich Salzwasser nach Packungsanleitung al dente kochen. Abtropfen lassen (dabei 125 ml von der Kochflüssigkeit auffangen und zur Seite stellen) und die Pasta auskühlen lassen.

- Auflaufform mit etwas Olivenöl einfetten. Backofen auf 180 Grad (Umluft 160 Grad) vorheizen. Sahne und Eier mit der Kochflüssigkeit in einer Schüssel gut verschlagen. Fetakäse zerbröckeln und dazu geben. Mehl und Muskat unterziehen. Mit Salz und Pfeffer würzen.

- Die Nudeln in die Auflaufform geben und mit der Flüssigkeit übergießen. Den geriebenen Käse darüber streuen. Den Auflauf 30 Minuten backen, bis die Kruste goldgelb gebräunt ist.

Nährwerte pro Portion:

1350 Kcal, 45 g E, 87 g F, 99 g KH

Tagliatelle al Limone

2 Portionen · geht schnell

200 g Tagliatelle (oder Linguine)
75 g Mascarpone
2 TL Limettensaft
50 g Parmesan
1 TL Limettenschale
2 Stängel Zitronenmelisse
Salz | Pfeffer

- Nudeln in reichlich Salzwasser nach Packungsanleitung al dente kochen. Mascarpone in einer angewärmten Schüssel mit Limettensaft, Parmesan und Limettenschale verrühren. Mit Salz und Pfeffer würzen.

- Nudeln abgießen und sofort mit der Käsecreme mischen. Zitronenmelisse in Streifen schneiden und unterheben.

Nährwerte pro Portion:

600 Kcal, 24 g E, 25 g F, 70 g KH

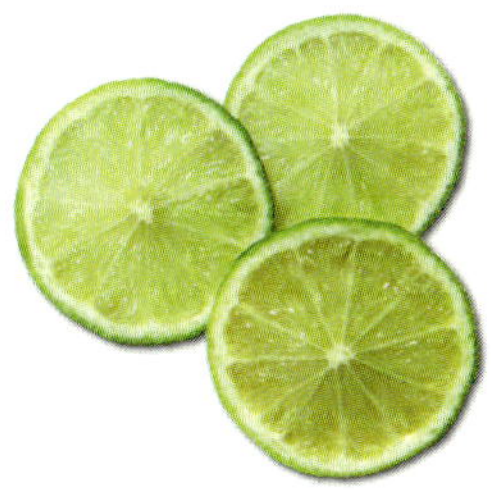

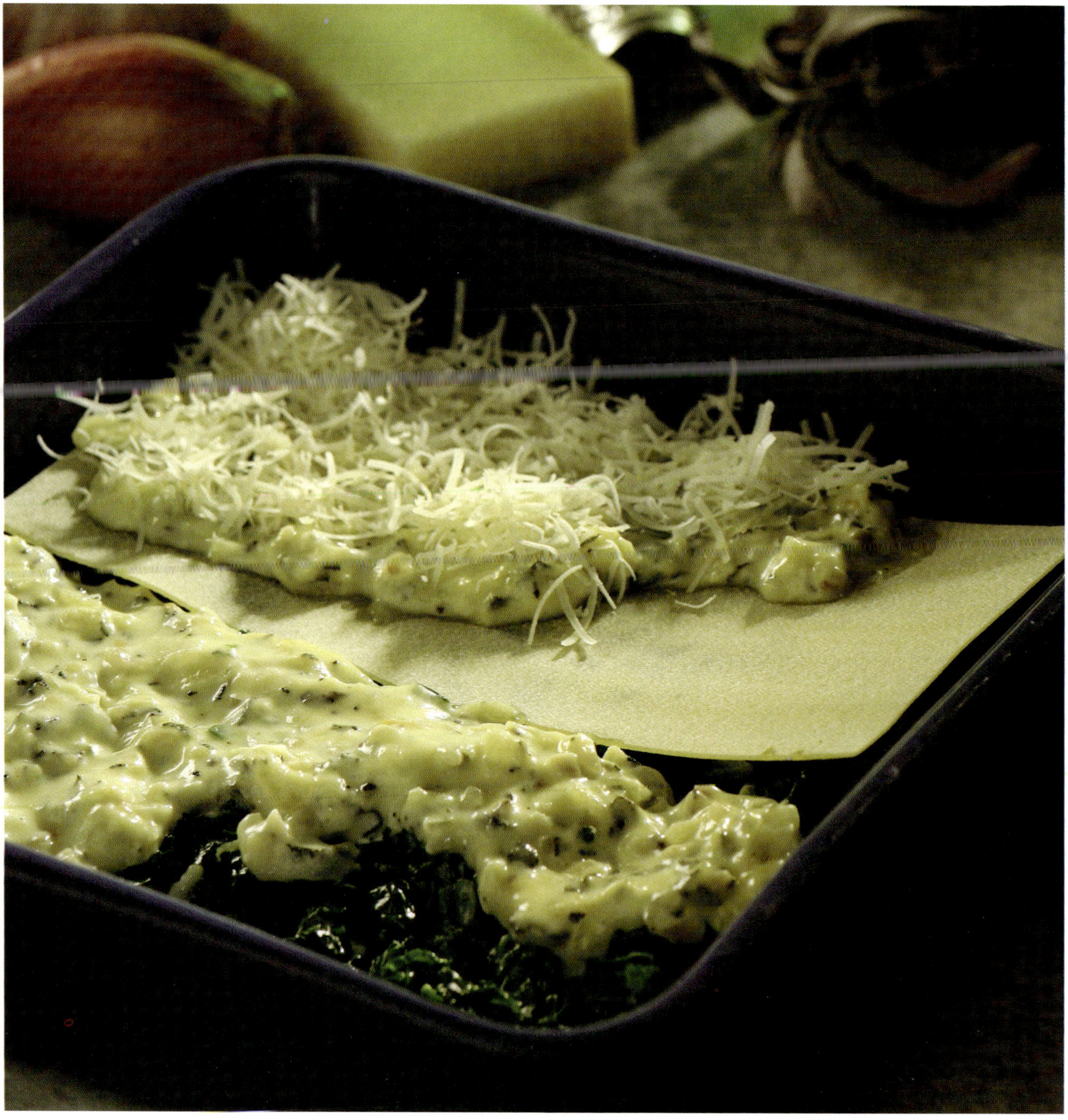

Spinatlasagne mit Parmesan und Salbei

Ein Gericht aus Italien für den besonderen Anlass.

- Spinat putzen. Portionsweise in kochendem Wasser blanchieren. Abschrecken, abtropfen lassen und klein schneiden. Schalotten und Knoblauch schälen und fein würfeln. Salbei waschen, trocken schütteln und bis auf eine kleine Menge zum Garnieren fein schneiden.

- 1 EL Öl in einer Pfanne erhitzen. Knoblauch und Spinat darin andünsten. Mit Salz, Pfeffer und Muskat würzen. 1 EL Öl in einer weiteren Pfanne erhitzen und die Schalottenwürfel darin andünsten. Mit Sahne ablöschen und vom Herd nehmen. Salbei und 50 g Käse einrühren. Mit Salz und Pfeffer abschmecken.

- Auflaufform gut einfetten. Lasagneplatten und Spinat abwechselnd in die Form schichten und jeweils mit etwas Käsesoße begießen. Mit einer Lasagneplatte abschließen. Restliche Soße darauf verteilen. Den Rest Parmesan darüber streuen. Im vorgeheizten Backofen bei 175 Grad (Umluft 150 Grad) 40 Minuten backen. Mit restlichem Salbei garnieren.

Nährwerte pro Portion:

920 kcal, 33 g E, 66 g F, 48 g KH

2 Portionen · braucht etwas mehr Zeit

500 g	Spinat
3	Schalotten
1	Knoblauchzehe
1	Bund Salbei
2 EL	Olivenöl
	Salz I Pfeffer
	Muskat
200 ml	Sahne
100 g	frisch geriebenen Parmesan
8	Lasagneplatten
	Fett für die Form

SO WIRD'S GEMACHT

So holen Sie Italien zu sich nach Hause

Zu einem gelungenen italienischen Abend gehört auch das passende Ambiente. Möchten Sie Ihre Gäste bereits vorab in die richtige Stimmung versetzen, so verschicken Sie doch Einladungen mit italienischen Motiven: kleine Fähnchen, eine aufgeklebte Nudel, beschriftete Parmesantütchen oder auch Ausschnitte aus einer italienischen Zeitung, die Sie an größeren Bahnhöfen erhalten. Die Tischdekoration könnte sich an den italienischen Nationalfarben rot, grün und weiß orientieren. Tischdecken und Kerzen in diesen Farben dürfen ebenso wenig fehlen wie Tischblumen. Farblich passendes Geschirr, eine gedämpfte Beleuchtung sowie die richtige Musik runden das Bild ab.

Asianudeln mit Ingwer

2 Portionen · geht schnell

125 g asiatische Eiernudeln
Salz
250 g Hähnchenfilets
2 kleine Frühlingszwiebeln
$^1/_2$ TL frisch geriebenen Ingwer
1 Knoblauchzehe
$^1/_2$ TL Chilischote
3 EL Erdnussöl
1 EL Sojasoße
1 EL Limettensaft

- Nudeln in reichlich Salzwasser etwa 5 Minuten kochen. Abgießen und gut abtropfen lassen. Hähnchenfilet in kleine, sehr dünne Streifen schneiden. Frühlingszwiebeln waschen, schälen und in kleine Würfel schneiden. Knoblauch schälen und pressen. Chilischote ganz fein hacken.

- Erdnussöl in einem Wok erhitzen. Hähnchenstreifen darin anbraten und mit Salz würzen. Frühlingszwiebeln, Knoblauch, Ingwer und Chilischote dazu geben. Kräftig umrühren und zum Schluss die Nudeln dazugeben. 1 Minute kräftig weiter braten. Mit Sojasoße und Limettensaft verfeinern – fertig!

Tipp

Lassen Sie einfach die Gabeln im Schrank und versuchen Sie es mit Stäbchen, es ist wirklich nicht schwer! Jasmintee oder Grüner Tee runden das Gericht ab.

Nährwerte pro Portion:

530 Kcal, 39 g E, 25 g F, 36 g KH

Spaghetti mit Oliven und Mozzarella

2 Portionen · preisgünstig

250 g Spaghetti
25 g Butter
1 Knoblauchzehe
40 g schwarze Oliven, entsteint und halbiert
2 EL Olivenöl
80 g Mozzarella, fein gewürfelt

- Nudeln in reichlich Salzwasser nach Packungsanleitung al dente kochen. Abtropfen lassen und wieder in den Topf geben. Butter in einem kleinen Topf zerlassen, bis sie goldbraun wird.

- Knoblauch pressen und zu der flüssigen Butter geben. Auf niedriger Stufe 2 Minuten garen. Die Knoblauchbutter, die Oliven, das Olivenöl und den Käse zu den Nudeln geben und gut vermengen.

Nährwerte pro Portion:

810 Kcal, 24 g E, 41 g F, 87 g KH

Penne mit Räucherlachs und Blattspinat

2 Portionen · geht schnell

250 g Penne-Nudeln
1/2 Zwiebel
2 EL Butter
100 g Blattspinat
Pfeffer | Salz
80 g Schmand
Zitronenpfeffer
100 g Räucherlachs

- Nudeln nach Packungsanleitung kochen und abgießen. Fein gehackte Zwiebel in Butter anschwitzen. Blattspinat dazugeben, pfeffern, salzen und gut durchschwitzen. Schmand unterrühren und mit Zitronenpfeffer würzen.

- Räucherlachs in Streifen schneiden und untermischen. Nudeln unter die Masse heben und servieren.

Nährwerte pro Portion:

750 Kcal, 28 g E, 32 g F, 87 g KH

Penne in Schinken-Steinpilz-Rahm

2 Portionen · geht schnell

200 g Penne-Nudeln
100 g gekochter Schinken
1 Schalotte
1 TL Butter
25 g Steinpilze aus der Dose
100 ml Sahne
2 TL Parmesan, frisch gerieben
Pfeffer | Salz

- Nudeln nach Packungsanleitung kochen und abgießen. In der Zwischenzeit den Schinken in feine Streifen schneiden und die gehackte Schalotte in Butter glasig dünsten. Steinpilze mit der Flüssigkeit dazugeben, aufkochen und um die Hälfte reduzieren.

- Schinken, Schlagsahne und Parmesan einrühren. Mit Salz und Pfeffer abschmecken. Nudeln mit der Soße vermengen und servieren.

Nährwerte pro Portion:

630 Kcal, 31 g E, 25 g F, 70 g KH

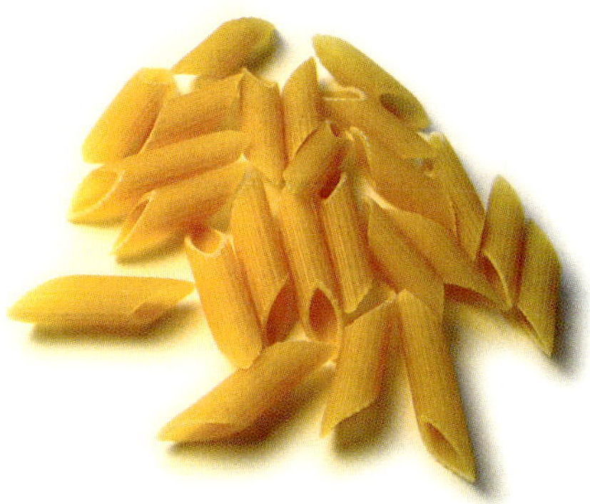

Mangoldrisotto mit Parmesanspänen

Durch das vorherige Blanchieren behält der Mangold seine appetitlich grüne Farbe.

2 Portionen · gelingt leicht

150 g	Mangold
1	Frühlingszwiebel
1 EL	Petersilie
1	Knoblauchzehe
1 EL	Öl
200 g	Risottoreis
600 ml	Fleischbrühe (Instant)
	Salz | Pfeffer
1 EL	Butter
	Parmesan zum Reiben

Tipp

Falls Mangoldblätter übrig bleiben, können Sie diese als Hüllen für Rouladen verwenden und Fleisch und Fisch darin einwickeln.

- Mangold putzen und abbrausen. Zwiebel in Ringe schneiden. Beides blanchieren und gut abtropfen lassen. Etwas Mangold hacken und zur Seite stellen. Die Petersilie zu dem Gemüse geben und das Ganze gut pürieren.
- Knoblauch fein hacken. Öl in einer Pfanne erhitzen und den Knoblauch darin andünsten. Reis dazugeben und knapp 5 Minuten unter Rühren glasig dünsten. Brühe nach und nach dazugeben. Reis unter Rühren quellen lassen.
- Nach 15 Minuten das Gemüsepüree unterziehen. Den gehackten Mangold ebenfalls unterziehen und 5 Minuten mitgaren. Mit Salz und Pfeffer abschmecken. Butter dazugeben und etwas Parmesan hineinreiben.
- Risotto auf zwei Tellern anrichten. Parmesan ganz grob reiben und reichlich davon auf das Mangoldrisotto streuen.

Nährwerte pro Portion:

620 Kcal, 20 g E, 23 g F, 83 g KH

MEHR WISSEN

Kleine Warenkunde: Mangold

Mangold war bis zum 17. Jahrhundert das beliebteste Gemüse der Deutschen und hält nun langsam wieder Einzug in den gut sortierten Gemüsehandel. Mangold ist reich an Vitamin A und C und enthält viel Kalium, Eisen und Kalzium. Sein Geschmack ist etwas würziger und nussiger als der von Spinat. Frischen Mangold erkennen Sie an festen, grünen Blättern und makellosen Stielen.

Für die Zubereitung schneiden Sie braune Stellen und den Wurzelansatz ab und waschen das Gemüse gründlich unter kaltem Wasser. Trennen Sie die Stiele von den Blättern, da sie länger garen. Mangold eignet sich hervorragend als Gemüsebeilage zu Fleisch und Fisch. Aber auch für den Eintopf und sogar für einen herzhaften Kuchen kann er verwendet werden.

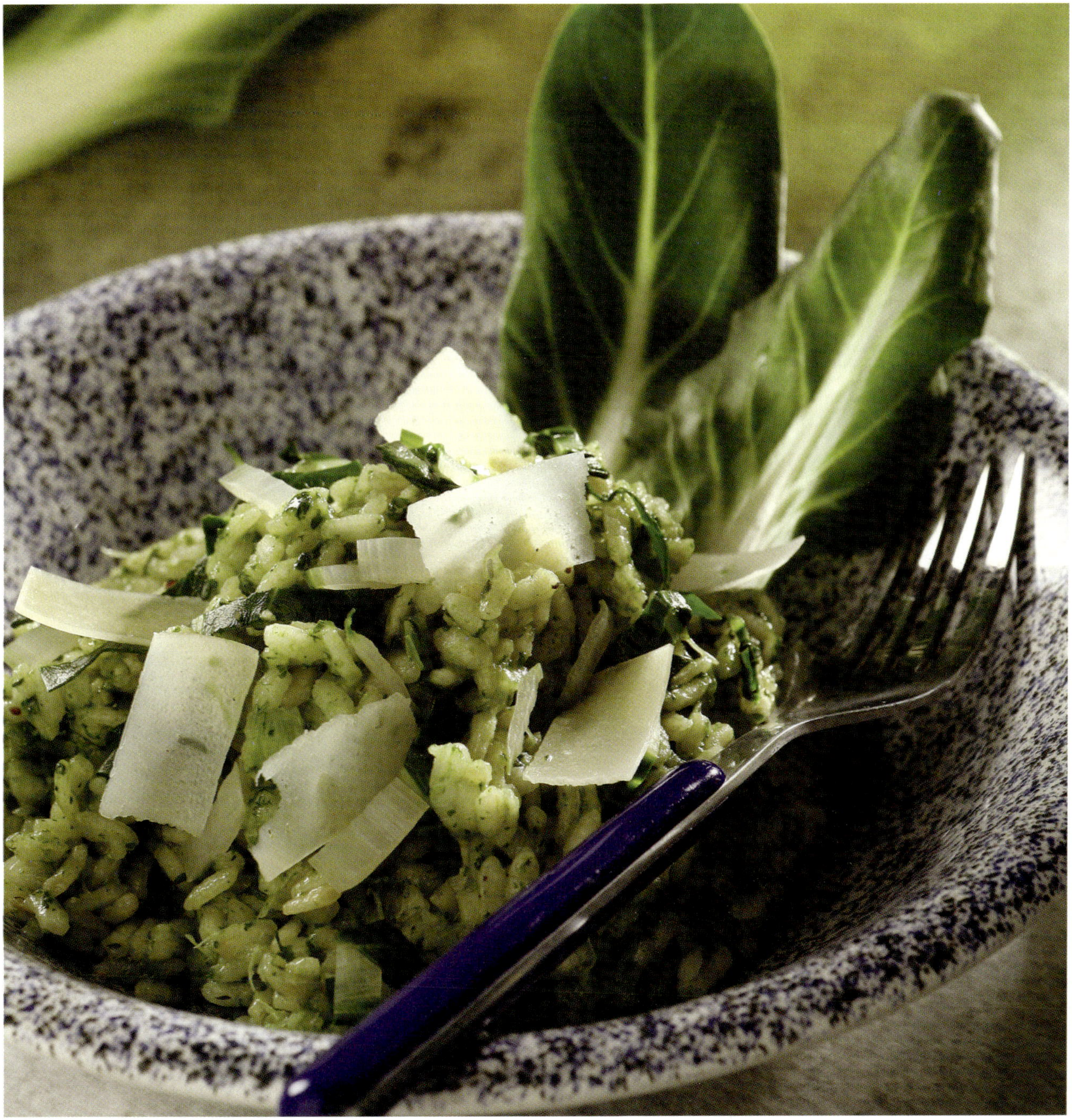

Reispfanne mit Möhren und Cashewkernen

Die gerösteten Cashewkerne geben dieser Reispfanne einen ganz besonderen Pfiff.

2 Portionen · gelingt leicht

200 g	Vollkornreis
1 EL	Butterschmalz
1 TL	Curry
	Salz | Pfeffer
1	Lorbeerblatt
1/2 TL	Kümmel
2	Möhren
1	Zwiebel
1 EL	Öl
2 EL	Cashewkerne
70 g	TK-Erbsen

- Butterschmalz in einem Topf zum Schmelzen bringen und den Reis darin glasig andünsten. Mit Curry würzen. Mit 450 ml Wasser ablöschen, mit Salz und Pfeffer würzen und aufkochen lassen. Lorbeerblatt und Kümmel dazugeben und zugedeckt bei mittlerer Hitze 25 Minuten quellen lassen.

- Möhren schälen und in Stifte schneiden. Nach ca. 15 Minuten zum Reis geben. Zwiebel in Ringe schneiden. Öl in einer Pfanne erhitzen und die Cashewkerne darin rösten. Diese wieder herausnehmen und die Zwiebeln goldbraun rösten.

- Erbsen etwa 5 Minuten vor Ende der Garzeit unter den Reis heben. Mit Salz und Pfeffer abschmecken. Zwiebeln und Cashewkerne darüber verteilen – fertig!

Nährwerte pro Portion:

615 Kcal, 14 g E, 23 g F, 88 g KH

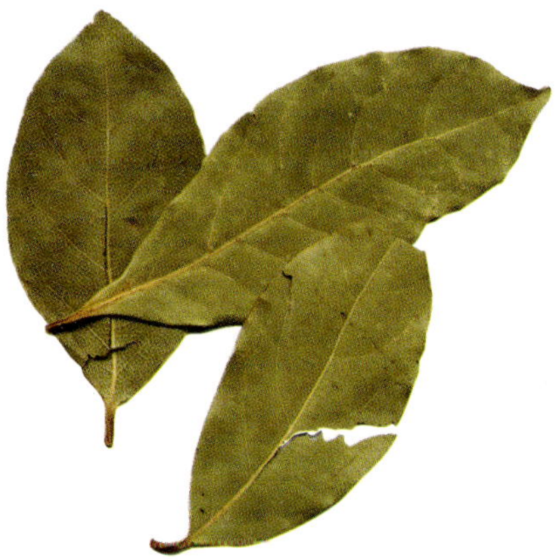

Reispfanne mit feinen Erbsen und jungen Möhren

Ein schnelles Gericht mit wenig Kalorien, das auch als Beilage gut geeignet ist.

- Zwiebel schälen und in kleine Würfel schneiden. Möhren waschen und in Scheiben schneiden. Öl erhitzen und die Zwiebel darin glasig dünsten. Möhren dazugeben und mitdünsten. Curry dazugeben und mit der Brühe ablöschen. Erbsen ebenfalls dazugeben.

- Reis nach Packungsanleitung kochen. Den fertigen Reis zu dem Gemüse geben. Gut miteinander vermengen und servieren. Mit etwas Koriandergrün bestreuen.

2 Portionen · geht schnell

1	kleine Zwiebel
100 g	Möhren
1 EL	Olivenöl
	Curry
40 ml	Gemüsebrühe
50 g	junge TK-Erbsen
150 g	Reis
	Salz | Pfeffer
	Koriandergrün zum Garnieren

Nährwerte pro Portion:

360 Kcal, 8 g E, 7 g F, 65 g KH

MEHR WISSEN

Kleine Warenkunde: Reis

Das reife Reiskorn wird von einer Strohhülse umschlossen, die man als Spelze bezeichnet. Wird das Reiskorn durch Entspelzen von seiner Hülse getrennt, so erhält man Cargo- oder auch Braunreis, welcher gereinigt und verlesen als Naturreis angeboten wird. Entfernt man hiervon Fruchtschale, Samenschale und Silberhaut, so bleibt der weiße Keimling übrig. Wird das geschliffene Korn poliert, so entsteht der uns bekannte Weißreis. Man unterscheidet Reissorten nach Form und Sorte in Langkornreis, Mittelkornreis und Rundkornreis.

Frische Gnocchi mit Lachs an Blattspinat

Selbst hergestellte Gnocchi schmecken viel besser als gekaufte – und es geht ganz einfach!

2 Portionen · braucht etwas mehr Zeit

250 g	Lachsfilet (frisch oder TK)
350 g	mehlig kochende Kartoffeln
	Salz I Pfeffer
	Muskat
30 g	Grieß
20 g	Speisestärke
2	Eigelb
330 g	Spinat
1	kleine Zwiebel
1	Knoblauchzehe
	etwas Mehl zum Verarbeiten des Teigs
1 EL	Mehl
1 EL	Butter
200 ml	Gemüsebrühe
100 ml	Schlagsahne
1 TL	Zitronensaft
2 EL	Öl
	etwas Traubenzucker
	Kerbel zum Garnieren

- TK-Lachs auftauen lassen. Kartoffeln schälen, halbieren und in Salzwasser 20 Minuten kochen. Heiß durch eine Kartoffelpresse drücken. Mit Salz, Pfeffer und Muskat würzen. Grieß unterrühren. Masse etwas abkühlen lassen und die Stärke mit dem Eigelb unterrühren. Ganz auskühlen lassen.
- Spinat putzen und gut abtropfen lassen. Zwiebel und Knoblauch schälen und fein hacken. Arbeitsfläche mit etwas Mehl bestreuen. Teig ausrollen und Rollen von 2 cm Durchmesser herstellen. Anschließend die Rollen in 3 cm große Stücke schneiden. Mit einer Gabel etwas andrücken und so die Gnocchi formen (siehe rechts).
- Butter in einem Topf zum Schmelzen bringen und die Hälfte der Zwiebel glasig dünsten. 1 El Mehl dazugeben und anschwitzen. Mit Brühe und Sahne unter Rühren ablöschen. Die Soße einmal aufkochen lassen und 10 Minuten auf mittlerer Hitze köcheln lassen.
- Gnocchi in reichlich Salzwasser 6–8 Minuten gar kochen. Gut abtropfen lassen und warm stellen. Lachs würfeln und mit etwas Zitronensaft beträufeln. Mit Salz und Pfeffer würzen. Öl in einer Pfanne erhitzen und den Lachs leicht anbraten, dann 4 Minuten dünsten.
- Knoblauch und den Rest der Zwiebeln in etwas Öl andünsten und den Spinat zufügen. Kurz mitdünsten und mit Salz und Pfeffer abschmecken. Soße mit Salz, Pfeffer und etwas Traubenzucker abschmecken. Gnocchi und die Lachswürfel unterheben. Mit Spinat anrichten und mit Kerbel garnieren.

Tipp

Nehmen Sie einen breiten Topf zum Kochen der Gnocchis. Sobald sie an der Oberfläche schwimmen, sind sie gar.

Nährwerte pro Portion:

835 Kcal, 39 g E, 50 g F, 58 g KH

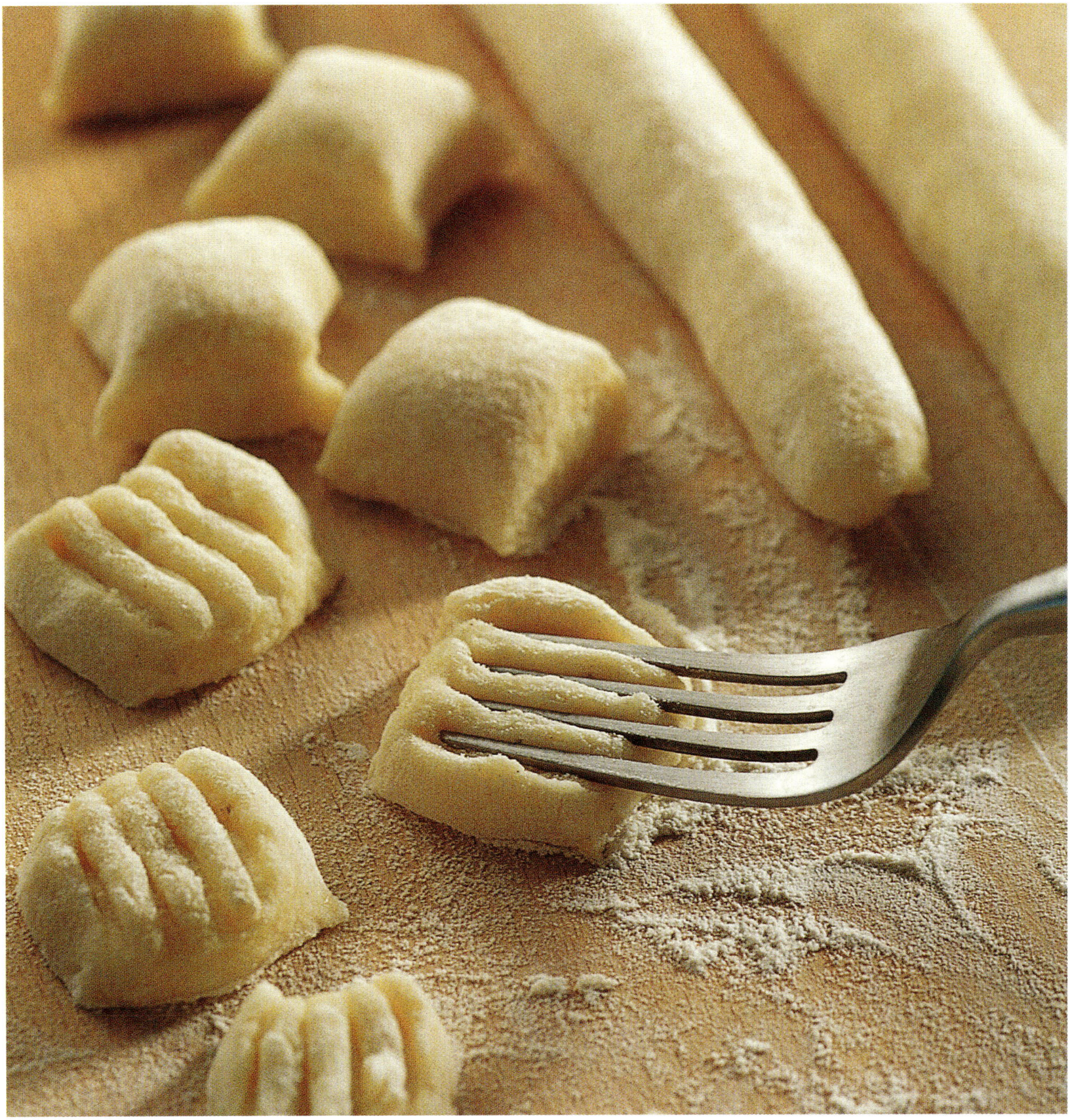

Salbeignocchi mit Kalbsgeschnetzeltem

2 Portionen · gelingt leicht

200 g	Kalbschnitzel
	Salz
250 g	Gnocchi aus dem Kühlregal
50 g	Schalotten
8	kleine Salbeiblätter
2	Scheiben roher Schinken
1 EL	Olivenöl
1 EL	Butter
1	Knoblauchzehe
	Schwarzer Pfeffer

- Kalbsschnitzel schnetzeln. Gnocchi nach Packungsanleitung in reichlich Salzwasser garen. Abgießen und gut abtropfen lassen. Schalotten schälen und würfeln. Salbeiblätter waschen und abtrocknen. Schinken in kleine Würfel schneiden.

- Olivenöl und Butter in einer großen Pfanne erhitzen. Schalotten darin anschwitzen. Kalbfleisch dazugeben und kräftig anbraten. Knoblauch schälen, pressen und dazugeben. Salbei und Schinken ebenfalls hinzufügen. Alles gut umrühren und kurz braten. Zum Schluss Gnocchi in die Pfanne geben und gut verrühren. Mit Salz und Pfeffer würzen.

Nährwerte pro Portion:

455 Kcal, 29 g E, 25 g F, 29 g KH

Kartoffel-Zucchini-Auflauf

2 Portionen · preisgünstig

250 g	Zucchini
300 g	Kartoffeln
50 g	gekochter Schinken
	Butter für die Form
100 ml	Sahne
	Salz | Pfeffer
	Knoblauchgewürz
3 EL	geriebenen Gouda
1 EL	Thymianblättchen

- Zucchini putzen, Kartoffeln schälen und beides in gleich dünne Scheiben schneiden. Schinken in feine Streifen schneiden. Feuerfeste Auflaufform mit etwas Butter gründlich einfetten. Kartoffel- und Zucchinischeiben einschichten. Schinken dazwischen verteilen.

- Sahne mit Salz, Pfeffer und Knoblauchgewürz verrühren und über das Gemüse gießen. Mit dem Käse bestreuen. Den Gemüseauflauf 30 Minuten bei 220 Grad (Umluft 200 Grad) backen. Thymianblättchen waschen, trocken tupfen und klein zupfen. Den fertigen Auflauf damit bestreuen.

Nährwerte pro Portion:

400 Kcal, 19 g E, 26 g F, 22 g KH

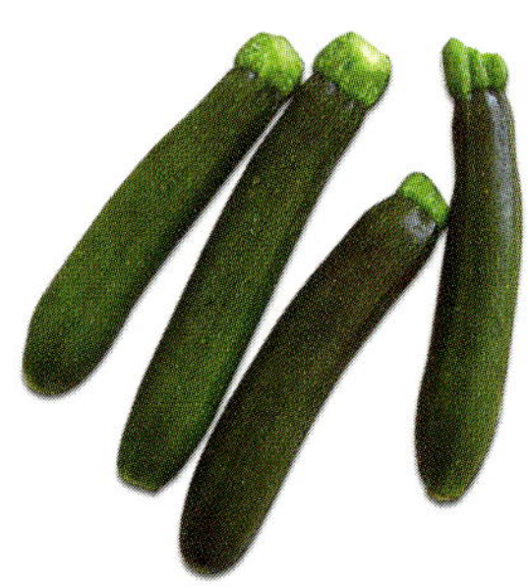

Kartoffeln vom Blech mit Schafskäse und Kabanossi

€ 2 Portionen · preisgünstig

2	Knoblauchzehen
1/2	Bund junge Möhren mit Grün
500 g	fest kochende Kartoffeln
2	Zweige Rosmarin
2 EL	Olivenöl
	Salz, Pfeffer
1/2	Staude Stangensellerie (120 g)
1	Kabanossiwurst
100 g	Schafskäse
	Fett für die Pfanne

- Knoblauch schälen und pressen. Möhren putzen, schälen und längs halbieren – dabei 2 cm Grün stehen lassen. Kartoffeln schälen, waschen und halbieren. Rosmarin waschen, trocken schütteln und fein hacken.

- Knoblauch, Möhren, Kartoffeln in eine gefettete große Auflaufform geben. Mit Öl beträufeln und mit Salz und Pfeffer würzen. Im vorgeheizten Backofen bei 200 Grad (Umluft 180 Grad) 45 Minuten garen.

- Sellerie putzen und in Stücke schneiden. Kabanossi in Scheiben schneiden. Schafskäse zerbröckeln. Käse, Kabanossi und Sellerie 15 Minuten vor Ende der Backzeit in die Auflaufform geben.

Passt gut zu: Für den folgenden cremigen Dip Schmand mit Salz und Pfeffer würzen, einen Schuss Limettensaft zugeben und gut umrühren.

Nährwerte pro Portion:

590 Kcal, 21 g E, 41 g F, 34 g KH

MEHR WISSEN

Kleine Warenkunde: Kartoffeln

Die Kartoffel gibt es in unseren Breiten erst seit dem 16. Jahrhundert. Ursprünglich stammt sie aus den Anden, wo sie schon seit Beginn unserer Zeitrechnung als Hauptnahrungsmittel diente.

Bevor die Kartoffel bei uns in den Handel kommt, wird sie nach den gesetzlichen Handelsklassen sortiert. Dies geschieht entweder direkt nach der Ernte oder nach der Lagerung. Speise- und Frühkartoffeln erhalten die gesetzliche Handelsklasse „Extra" oder „I", je nach Güteeigenschaften der Knolle. Während sich für den Kartoffelsalat eher fest kochende Sorten eignen, sollte man für Kartoffelklöße mehlig kochende Sorten verwenden. Die richtige Auswahl der Sorte erspart Enttäuschungen bei der Zubereitung und natürlich auch beim Verzehr.

Kartoffeln werden am besten bei Raumtemperatur und dunkel gelagert – so lässt sich der Verderb deutlich hinauszögern.

Die Kartoffel ist von Natur aus sehr nährstoffreich. Sie liefert nur wenige Kalorien, enthält aber Stärke, Ballaststoffe, hochwertiges Eiweiß, so gut wie kein Fett, Vitamine und Mineralstoffe sowie sekundäre Pflanzenstoffe.

Grüne Stellen an der Kartoffel deuten übrigens auf Solanin hin. Diese giftige Substanz sollte unbedingt, besonders in größeren Mengen, gemieden werden.

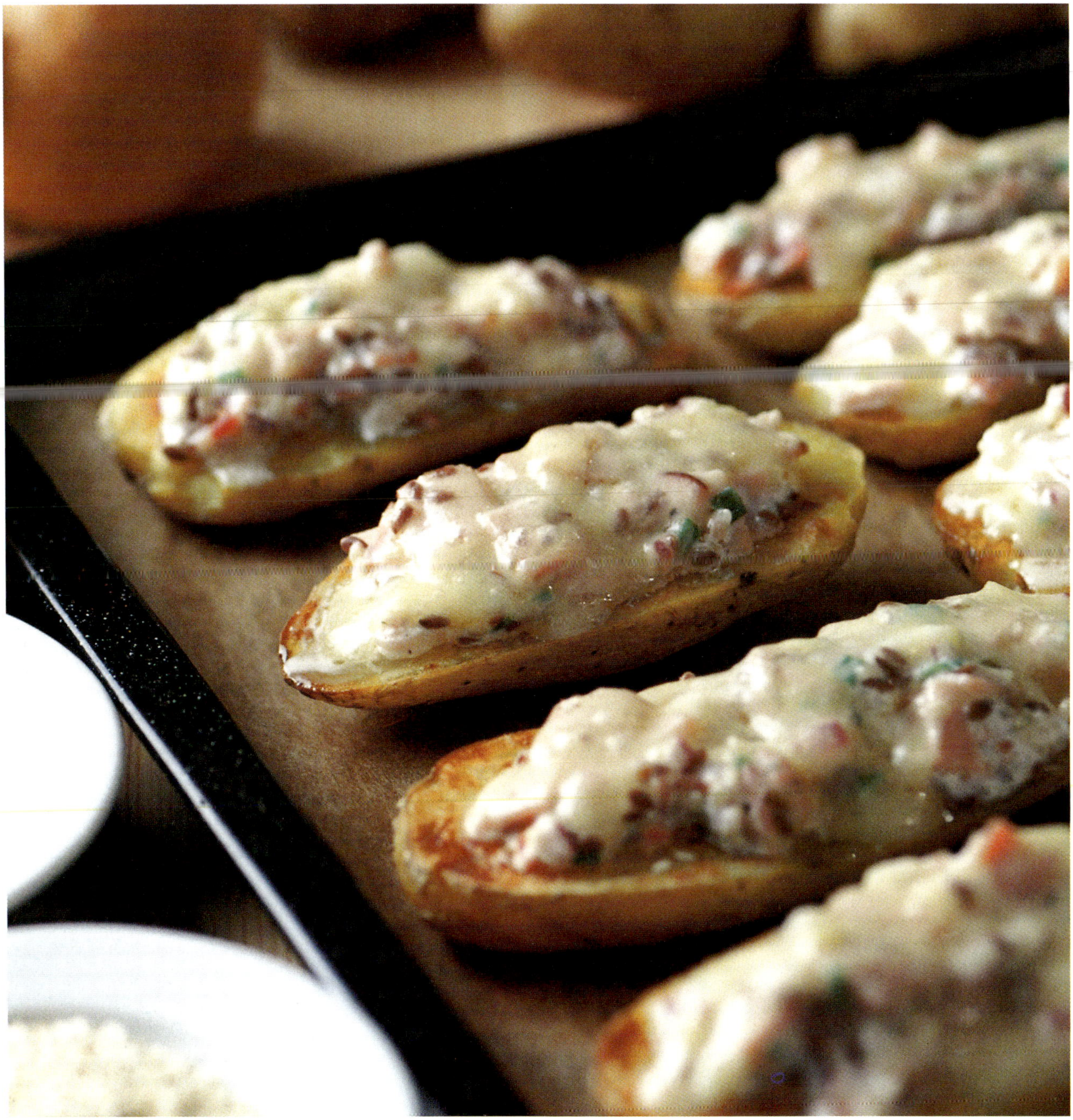

Kartoffelhälften mit Käse überbacken

Die Kartoffelhälften sind als Beilage gut geeignet, aber auch als kleiner deftiger Snack zwischendurch.

- Kartoffeln waschen, gut abbürsten und 20 Minuten in reichlich Salzwasser kochen. Backofen auf 225 Grad (Umluft 200 Grad) vorheizen.
- Frühlingszwiebel schälen und fein hacken. Thymian waschen und die Blättchen abstreifen. Zwiebel im heißen Öl leicht andünsten. Schinkenwürfel dazugeben. Mit Pfeffer, Cayennepfeffer, Salz und Thymian würzen.
- Frühlingszwiebel in eine Schüssel umfüllen und den Frischkäse unterheben. Die ausgekühlten Kartoffeln längs halbieren und mit einem Löffel ein wenig auskratzen.
- Kartoffeln nebeneinander in eine Auflaufform legen. Mit der Käsemischung füllen und mit dem geriebenen Käse bestreuen. Im Ofen 10 Minuten überbacken und heiß servieren.

€ 2 Portionen · preisgünstig

300 g	mittelgroße, fest kochende Kartoffeln
	Salz
1	kleine Frühlingszwiebel
1	Zweig frischen Thymian
1 TL	Öl
50 g	Schinkenwürfel
	Pfeffer
	Cayennepfeffer
1 EL	Frischkäse oder Schmand
40 g	geriebener Pizzakäse

Nährwerte pro Portion:

255 Kcal, 15 g E, 13 g F, 19 g KH

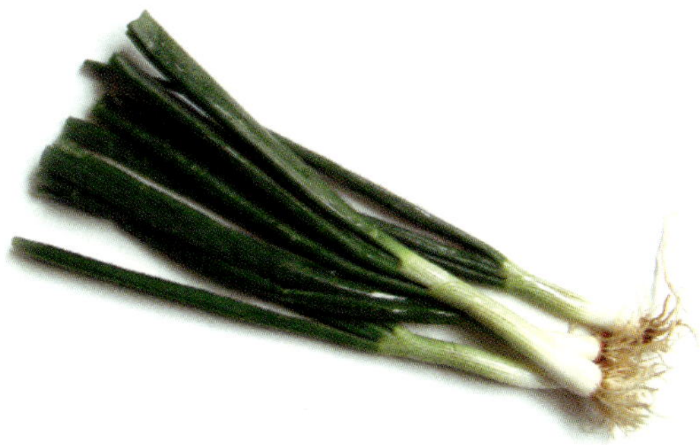

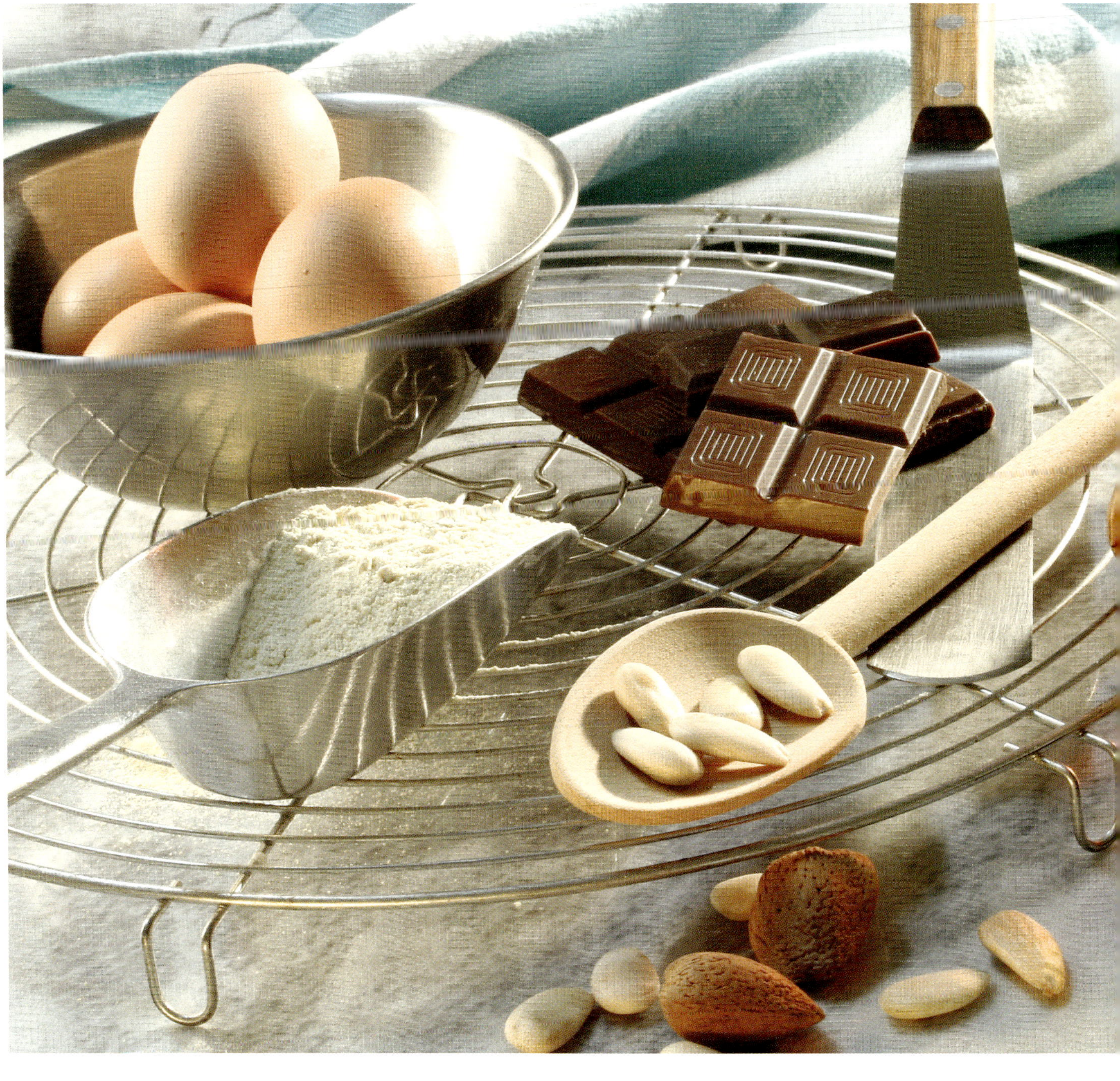

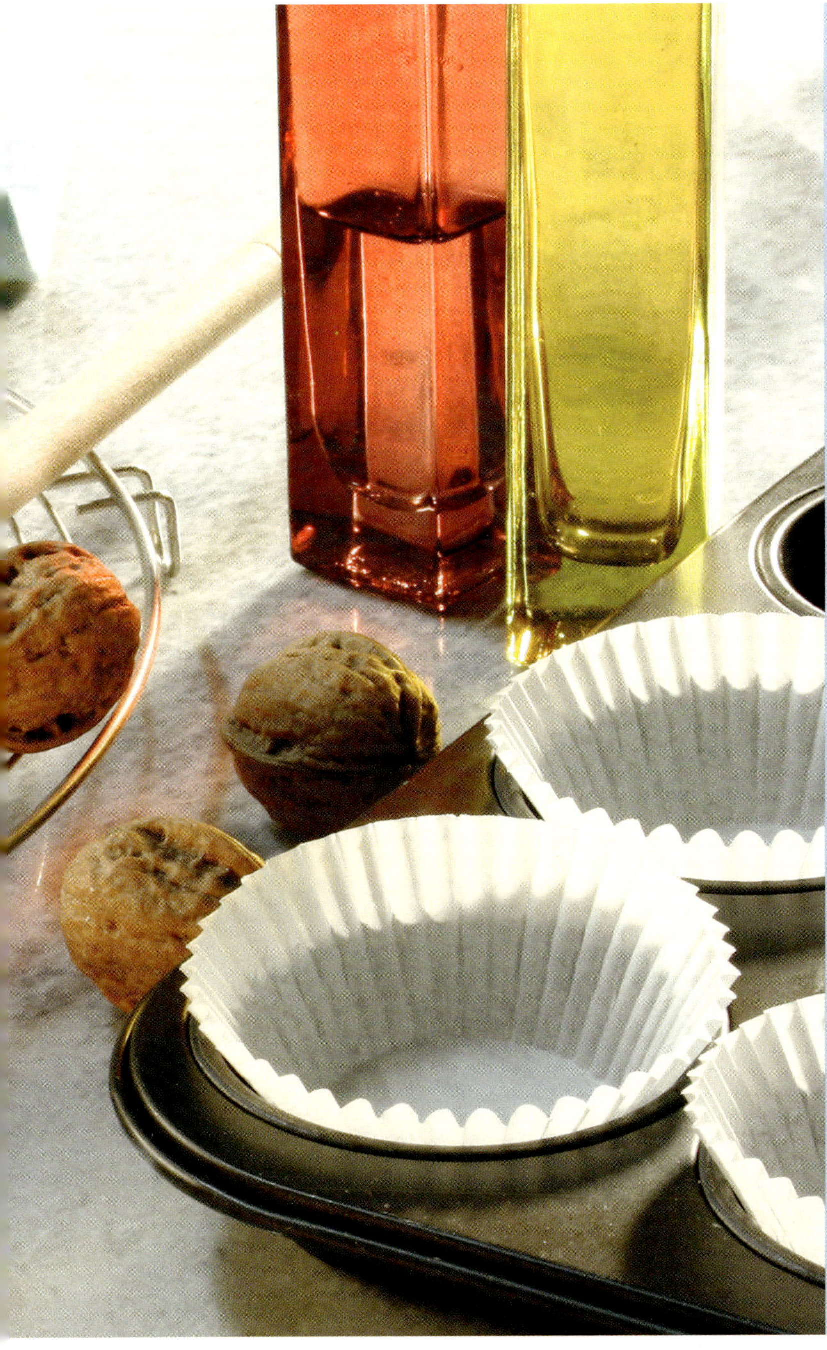

Desserts und Süßspeisen

Crème Brulée

Der wohl beliebteste Nachtisch der Franzosen.

2 Portionen · gut vorzubereiten

250 ml Sahne (oder Milch)
3 EL Traubenzucker
2 Eier
$^1/_2$ Vanilleschote
1 TL Zucker

SO WIRD'S GEMACHT

Crème im Backofen garen

Die Flanmasse lässt sich am besten im Backofen garen. Verwenden Sie hierfür das tiefe Blech vom Backofen, die so genannte Fettpfanne. Füllen Sie diese mit Wasser (allerdings nicht bis zum Rand) und stellen die Förmchen hinein. Schieben Sie die Fettpfanne ganz unten in den Backofen und garen Sie die Crème bei 180 Grad (Umluft 160 Grad) etwa 20 Minuten. Die Masse muss fest sein, dann ist die Crème gar.

- Die Sahne mit dem Zucker verrühren. Eier in einer Schüssel verquirlen und zur Sahne geben. Vanilleschote halbieren und das Mark herauskratzen. Ebenfalls in die Sahne geben und gut verrühren.

- Die Flanmasse in kleine feuerfeste Förmchen füllen und im Wasserbad 20 Minuten garen, bis die Masse fest wird. Herausnehmen und gut auskühlen lassen.

- Jede Portion mit etwas Zucker bestreuen und im sehr heißen Backofen kurz karamellisieren. Nochmals etwas abkühlen lassen (sonst verbrennnen Sie sich die Lippen) und erst dann servieren.

Tipp

Am besten bereiten sie Crème Brulée schon einen Tag vorher zu und lassen die Förmchen über Nacht im Kühlschrank auskühlen. Karamellisieren sollte man sie allerdings erst kurz vor dem Essen.

Nährwerte pro Portion:

555 Kcal, 11 g E, 44 g F, 30 g KH

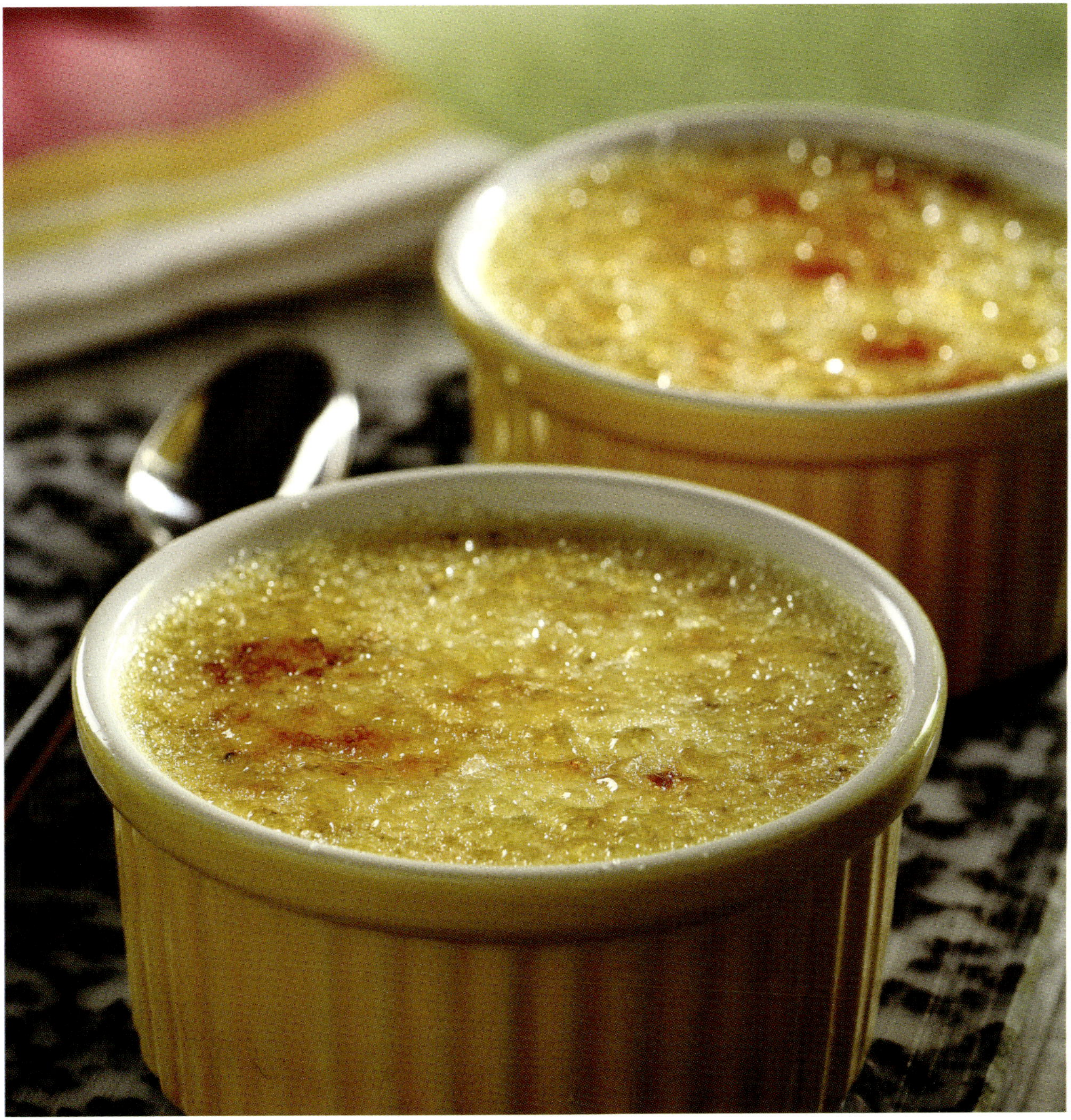

Champagnerzabaione

2 Portionen · geht schnell

130 g	Traubenzucker
4	Eigelb
170 ml	Champagner
2	Eiswaffeln
	Minze zum Garnieren

- Eigelbe mit dem Zucker in einer Metallschüssel gut verrühren. Die Schüssel auf ein Wasserbad setzen (das Wasser darf nicht zum Kochen kommen) und ständig rühren.

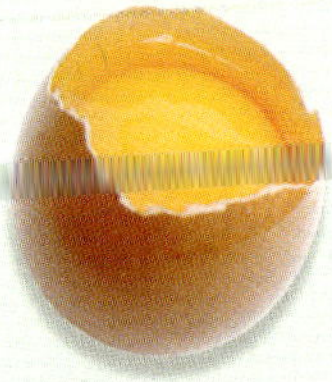

- Champagner nach und nach zu der Eiermasse gießen und mithilfe eines Schneebesens kräftig schlagen. Die Creme sollte etwa das Doppelte an Volumen annehmen und schaumig sein. Auf zwei Schälchen verteilen und servieren.

Nährwerte pro Portion:

1080 Kcal, 16 g E, 36 g F, 144 g KH

Crème Caramel

2 Portionen · braucht etwas mehr Zeit

2 EL	Zucker
250 ml	Milch
3 EL	Traubenzucker
	Salz
1/2	Vanilleschote
2	Eier

- In einem kleinen Topf Zucker und 1 EL Wasser bei schwacher Hitze und ständigem Rühren aufkochen. Leicht bräunen lassen und vom Herd nehmen. Den Sirup auf zwei kleine feuerfeste Förmchen verteilen. Der Boden sollte gleichmäßig bedeckt sein.

- Milch, Prise Salz und Traubenzucker in einen Topf geben und langsam erhitzen. Vanilleschote längs halbieren, Mark herauskratzen und in die Milch geben. Schote ebenfalls in die Milch geben. Kurz aufkochen lassen und vom Herd nehmen.

- Eier in einer Schüssel verquirlen. Vanilleschote aus der Milch herausnehmen. Einige Löffel der heißen Milch mit den Eiern verrühren. Dann nach und nach die übrige Milch hinzugeben und mit dem Schneebesen kräftig einrühren.

- Eier-Vanille-Milch in die mit Karamell gefüllten Förmchen füllen und im heißen Wasserbad gut 20 Minuten garen, bis die Masse fest wird. Anschließend gut auskühlen lassen.

- Zum Servieren die Förmchen mit der Unterseite kurz in heißes Wasser tauchen. Die Crème außerdem mit einem heiß abgespülten Messer rundum vom Rand lösen und auf zwei Tellern stürzen lassen.

Nährwerte pro Portion:

280 Kcal, 8 g E, 8 g F, 44 g KH

Tiramisu

2 Portionen · gelingt leicht

40 g	Traubenzucker
75 ml	starker Espresso
1 EL	brauner Rum
50 ml	Sahne
2	Eigelb
40 g	Traubenzucker
125 g	Mascarpone
100 g	Löffelbiskuits
1 EL	echten Kakao

- Traubenzucker in heißem Espresso auflösen. Rum dazugeben und auskühlen lassen. Sahne steif schlagen. Eigelb und Traubenzucker cremig schlagen. Erst Mascarpone und dann Sahne unterheben.
- Eine eckige Form mit der Hälfte des Löffelbiskuits auslegen. Mit der Hälfte Espresso beträufeln. Die Hälfte der Mascarponecreme darauf verteilen. Die restlichen Löffelbiskuits darauf legen und mit dem restlichen Espresso beträufeln. Rest der Creme darauf streichen.
- Tiramisu abgedeckt für 4 Stunden kalt stellen. Vor dem Servieren mit reichlich Kakao bestäuben.

Nährwerte pro Portion:

770 Kcal, 19 g E, 41 g F, 79 g KH

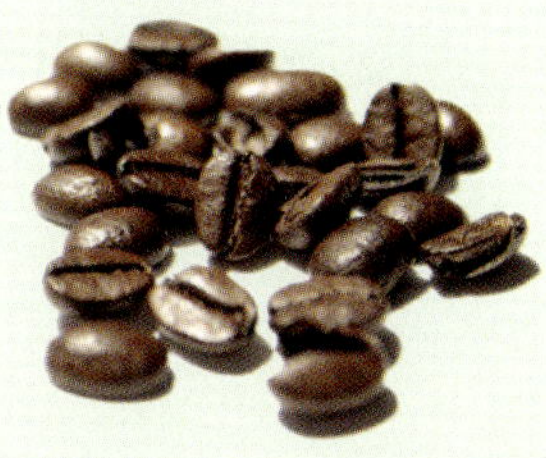

Crema Catalana

2 Portionen · gelingt leicht

380 ml	Milch
	Prise Orangenschale
	Prise Limettenschale
	Zimt
90 g	Traubenzucker
3	Eigelb
15 g	Maisstärke
20 g	Puderzucker

- Milch, Orangen- und Limettenschale, etwas Zimt und Traubenzucker in einem Topf stark erhitzen. Kurz vor dem Kochen vom Herd nehmen. Eigelb mit Maisstärke klumpenfrei miteinander verrühren. Die heiße Milch nach und nach unter ständigem Rühren dazugeben.
- Die Masse wieder in den Topf geben und bei schwacher Hitze und ständigem Rühren erwärmen, bis sie cremig wird. Creme in feuerfeste Schälchen füllen und gut auskühlen lassen. Vor dem Servieren mit Puderzucker bestreuen und im Backofen bei 250 Grad (Umluft 220) kurz karamellisieren.

Tipp

Sollte die Milch-Ei-Mischung während des Erwärmens immer noch Klümpchen haben, dann einmal kurz mit dem Pürierstab glatt rühren.

Nährwerte pro Portion:

485 Kcal, 12 g E, 17 g F, 70 g KH

Schoko-Mint-Mousse

Ein vornehmer Schokoladengenuss.

2 Portionen · gut vorzubereiten

- 1 Blatt Gelatine
- 4 Schoko-Mint-Täfelchen
- 100 g Schlagsahne
- 1 Ei
- 45 g Traubenzucker
- etwas Minze zum Verzieren

Tipp

Schoko-Mint-Täfelchen lassen sich besser hacken und unterheben, wenn sie gut gekühlt sind; bei Zimmertemperatur sind sie zu weich.

- Gelatine in einem Schälchen mit kaltem Wasser einweichen. Minttäfelchen grob hacken. Sahne steif schlagen. Ei trennen und das Eiweiß steif schlagen. 15 g Traubenzucker dazugeben. Das Eigelb mit 30 g Traubenzucker und 1 TL lauwarmem Wasser schaumig schlagen.

- Gelatine ausdrücken und auf kleiner Stufe erwärmen und schließlich auflösen. Erst 2 EL von der Eigelbmasse unterrühren und dann vorsichtig nach und nach den Rest der Eigelbmasse, den Eischnee und zum Schluss die Minttäfelchen dazugeben.

- Die Mousse für 4 Stunden in den Kühlschrank stellen. Mousse auf zwei Desserttellern verteilen und mit etwas Minze verzieren.

Nährwerte pro Portion:

355 Kcal, 6 g E, 20 g F, 38 g KH

MEHR WISSEN

Gelatine und ihre Verarbeitung

Gelatine gibt es in Blattform oder gemahlen in den Farben Rot und Weiß. Blattgelatine ist leichter portionierbar. Wie viel Gelatine Sie brauchen, richtet sich nach der Menge der zu gelierenden Masse. Faustregel: 500 ml Flüssigkeit wird mit 6 Blatt oder 1 Päckchen gemahlener Gelatine sturzfest.

Achtung: Bereiten Sie Gelatinespeisen nie mit frischer Papaya zu. Diese Frucht besitzt ein Enzym, das Gelatine auflöst. Papaya zunächst blanchieren, denn Hitze zerstört das Enzym.

Lösen Sie Gelatine in einem kleinen Topf auf. Achten Sie darauf, die Gelatine nicht zu kochen, da sie sonst ihre Gelierfähigkeit verliert. Die warme Gelatinelösung verklumpt bei Zugabe von kalter Flüssigkeit leicht, wenn kein Temperaturausgleich stattfindet. Daher vorsichtig nur einen Teil der zu festigenden Flüssigkeit oder Creme zur lauwarmen Gelatinelösung geben und verrühren. Diese Mischung dann zur übrigen Flüssigkeit oder Creme geben, dabei kräftig mit dem Schneebesen umrühren. Steif geschlagene Sahne können Sie mit Gelatine sofort verwenden.

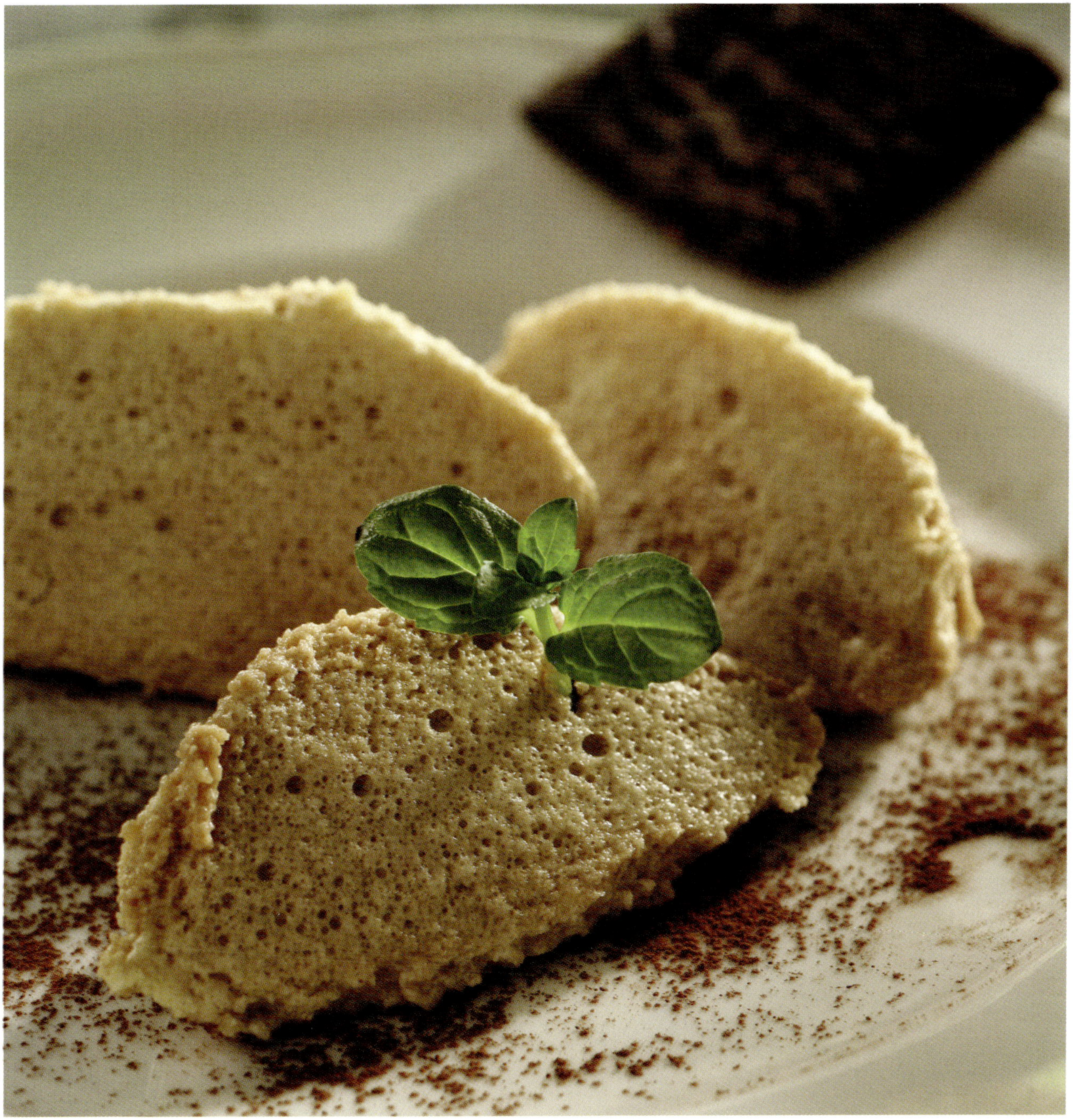

Schokomousse mit Papaya

2 Portionen · gelingt leicht

75 g	Halbbitterkuvertüre
150 g	Schlagsahne
1/2	Päckchen Vanillinzucker
1 TL	Orangenlikör
1	Papaya
	Raspelschokolade zum Verzieren
	Mandelblättchen zum Verzieren

- Kuvertüre grob hacken und in einer Metallschüssel über heißem Wasserbad zum Schmelzen bringen. Etwas auskühlen lassen.
- Sahne mit dem Vanillinzucker vermischen und steif schlagen. Likör unter die Kuvertüre rühren und die Sahne ebenfalls unterheben. Die Schokoladenmasse auf zwei Dessertschälchen verteilen und mindestens 3 Stunden in den Kühlschrank stellen.
- Papaya entkernen, schälen und in dünne Scheiben schneiden. Mousse kurz vor dem Servieren vom Rand lösen. Förmchen kurz in heißes Wasserbad tauchen und auf einen großen Teller stürzen. Mit den Früchten drum herum garnieren. Mit Schokoladeraspeln und Mandelblättchen bestreuen.

Nährwerte pro Portion:

445 Kcal, 7 g E, 31 g F, 34 g KH

Italienische Espresso-Mascarpone-Creme

2 Portionen · geht schnell

125 g	Vollmilchjogurt
1 EL	Traubenzucker
1/2 TL	Vanillinzucker
1 TL	Limettensaft
3 EL	kalten Espresso
	Zimt
50 ml	Sahne
3 EL	Whiskey-Sahne-Likör
	Schoko-Mokka-Bohnen zum Verzieren

- Mascarpone mit Jogurt, Traubenzucker, Vanillinzucker, Limettensaft, Kaffee und etwas Zimt gut verrühren. Sahne steif schlagen und unter die Mascarpone-Creme heben. Likör nach und nach dazugeben. Mascarpone-Creme in zwei Dessertschälchen füllen und mit einigen Schokobohnen verzieren.

Nährwerte pro Portion:

345 Kcal, 7 g E, 25 g F, 17 g KH

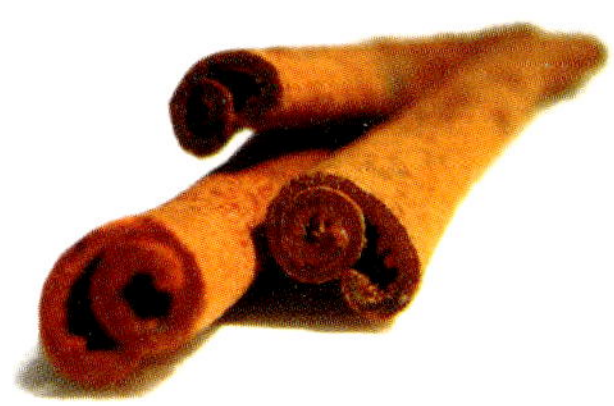

Mascarponecreme mit Papaya

2 Portionen · geht schnell

250 g	Papaya aus der Dose
2 EL	Traubenzucker
1 EL	Limettensaft
50 ml	Sahne
1	Eigelb
125 g	Mascarpone

- Papaya aus der Dose gut abtropfen lassen. Die Hälfte der Früchte zur Seite legen, den Rest in kleine Stücke schneiden. Mit 1 EL Traubenzucker und Limettensaft marinieren. Sahne steif schlagen. In einer Rührschüssel Eigelb und 1 EL Traubenzucker schaumig schlagen. Mascarpone unterrühren.

- Die Papayawürfel und die Schlagsahne unterheben. Mascarponecreme aus zwei Dessertschälchen verteilen und mit der restlichen Papaya garnieren.

Nährwerte pro Portion:

485 Kcal, 9 g E, 34 g F, 36 g KH

Pfefferminzmousse

2 Portionen · gelingt leicht

2	Blatt Gelatine
50 g	Traubenzucker
2	Eigelb
4 cl	Pfefferminzlikör
250 ml	Sahne

- Gelatine etwa fünf Minuten in kaltem Wasser einweichen, ausdrücken und anschließend in heißem Wasser auflösen. Traubenzucker, Eigelb, Pfefferminzlikör mit einem Handrührgerät auf höchster Stufe schaumig schlagen.

- Die Gelatine dazu geben. Sahne steif schlagen und vorsichtig unterziehen. Mousse in Schälchen verteilen und für mindestens 7 Stunden in den Kühlschrank stellen.

Tipp

Wegen der langen Kühlzeit empfiehlt es sich, die Nachspeise einen Tag vorher vorzubereiten.

Nährwerte pro Portion:

590 Kcal, 8 g E, 45 g F, 31 g KH

Luftige Limettenmousse

Dieses raffinierte Dessert wird Ihnen auf der Zunge zergehen.

2 Portionen · gelingt leicht

3	Blatt Gelatine
2	unbehandelte Limetten
2	Eiweiß
90 g	Traubenzucker

- 250 ml kaltes Wasser in eine Metallschüssel füllen und die Gelatine gut 5 Minuten darin einweichen. Herausnehmen und gut ausdrücken. Limetten heiß abspülen und abtrocknen. Die Schale von einer Limette fein abreiben. Die andere halbieren, zwei Scheiben abschneiden und zur Seite legen. Limetten auspressen.

- Eiweiß sehr steif schlagen, dabei den Traubenzucker langsam einrieseln lassen. Limettensaft hinzufügen. Gelatine nach Packungsanleitung auflösen und langsam in die Eiweißmasse einrühren. Limettenschaum in eine Form füllen und 3 Stunden in den Kühlschrank stellen.

- Limettenschaum auf Dessertschälchen verteilen, mit Zitronenscheibe und Limettenschalen garnieren.

Nährwerte pro Portion:

240 Kcal, 6 g E, 1 g F, 51 g KH

SO WIRD'S GEMACHT

Eiweiß steif schlagen

- Schüssel und Rührbesen müssen beim Steifschlagen von Eiweiß absolut fettfrei sein, auch darf kein Eigelb im Eiweiß sein.
- Schlagen Sie Eiweiß immer erst kurz vor der Verwendung steif. Steht der mit Zucker steif geschlagene Eischnee länger, so verliert er seine Festigkeit. Danach lässt er sich auch nicht noch einmal aufschlagen.
- Bleibt ein Messerschnitt in der Masse sichtbar oder fällt das Eiweiß beim Umdrehen des Behälters nicht heraus, so ist es fertig!

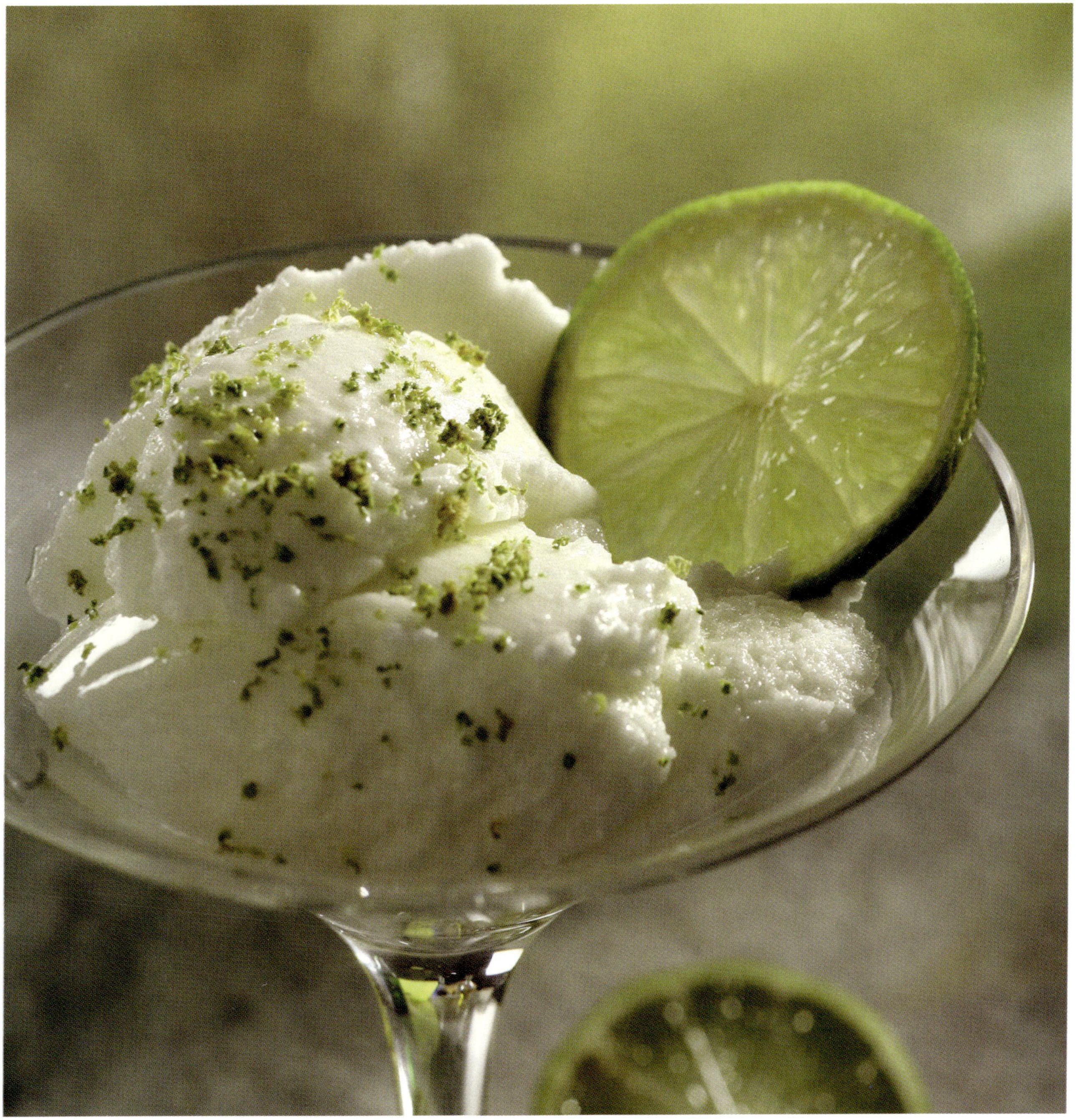

Köstliche Rumcreme

2 Portionen · gelingt leicht

1,5	Blatt Gelatine
2	kleine Eigelbe
2 EL	Traubenzucker
$^1/_2$	Päckchen Vanillinzucker
	abgeriebene Schale einer Limette
1	Prise Salz
2 EL	brauner Rum
100 g	Schlagsahne
	Kakao zum Bestäuben
	Schokodekor und Minze zum Verzieren

- 250 ml kaltes Wasser in eine Metallschüssel füllen und die Gelatine gut 5 Minuten darin einweichen. Herausnehmen und gut ausdrücken. Eigelb, Traubenzucker, Vanillinzucker, Limettenschale und etwas Salz cremig schlagen. Rum unterziehen.

- Gelatine nach Packungsanleitung auflösen und unter die Rumcreme heben. Kalt stellen, bis sie zu gelieren beginnt. Sahne steif schlagen und unter die Rumcreme heben. Auf 2 Dessertschälchen verteilen und für 3 Stunden in den Kühlschrank stellen.

- Rumcreme aus dem Kühlschrank nehmen. Mit Kakao bestäuben und mit Schokodekor und Minze verzieren.

Nährwerte pro Portion:

350 Kcal, 6 g E, 23 g F, 25 g KH

Grießpudding mit Zimt und Zucker

2 Portionen · preisgünstig

250 ml	Milch
3 EL	Hartweizengrieß
3 EL	Butter oder Margarine
	Traubenzucker
	Zimt

- Milch in einem kleinen Topf erwärmen. Kurz bevor sie kocht unter ständigem Rühren Grieß dazugeben. Mit einem Schneebesen schnell und kräftig rühren, bis die Masse fest wird.

- Butter in einer Tasse zerlassen. Grießpudding auf zwei große Teller verteilen. Es soll eine möglichst dünne Schicht Grießpudding auf dem Teller sein. Butter über den Grießpudding gießen. Mit Traubenzucker nach Belieben süßen und mit reichlich Zimt bestreuen.

Nährwerte pro Portion:

350 Kcal, 7 g E, 23 g F, 29 g KH

Schokoladenpudding

Selbst gemachter Pudding schmeckt doch noch am besten und heißt eigentlich im strengen Küchendeutsch Flammeri.

2 Portionen · braucht etwas mehr Zeit

50 g	Schokolade (halbbitter)
1	Eigelb
3 EL	Traubenzucker
250 ml	Milch
20 g	Speisestärke
1/2	Vanilleschote

- Schokolade grob raspeln. Eigelb und Traubenzucker in eine Schüssel geben und mit dem Schneebesen einige Minuten cremig schlagen. Etwas von der Milch abnehmen und mit der Speisestärke verrühren.
- Die übrige Milch in einen Topf gießen. Die Schokolade dazugeben. Vanilleschote längs aufschlitzen, das Mark herauskratzen und mit der Schote in den Milchtopf geben. Bei mittlerer Hitze unter Rühren zum Kochen bringen.
- Aufgelöste Speisestärke unter ständigem Rühren nach und nach dazugeben. Bei mittlerer Hitze dicklich einköcheln lassen. Vanilleschote rausnehmen. Den Herd ausschalten. Eigelb-Zucker-Creme langsam unterrühren.
- Topf ganz vom Herd nehmen und beim Auskühlen noch weiter rühren. Pudding in zwei Dessertschälchen füllen und für 1 Stunde kalt stellen.

Passt gut zu: Vanillesoße mit groben Schokoladenraspeln.

Nährwerte pro Portion:

345 Kcal, 9 g E, 13 g F, 49 g KH

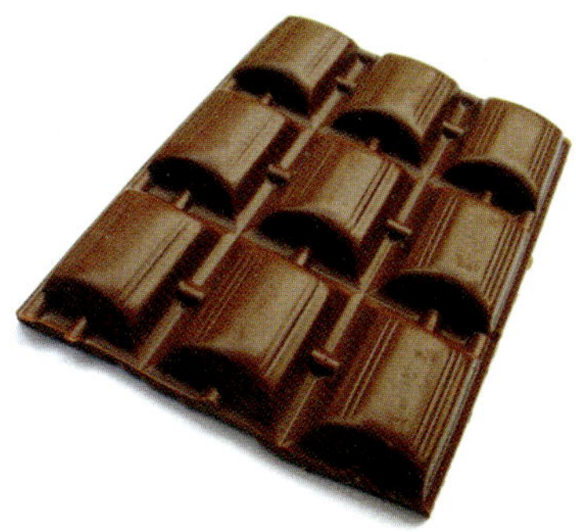

Rhabarberauflauf

2 Portionen · gut vorzubereiten

100 g	Grieß
370 ml	Milch
	Prise Salz
370 g	Rhabarber
1 TL	Zimt
2 EL	Traubenzucker
60 g	Traubenzucker
2	Eigelb
1/2	Päckchen Vanillinzucker
30 g	Butter
2	Eiweiß

- Grieß, Milch und etwas Salz in einem Topf erhitzen und zum Kochen bringen. Rhabarber häuten, in kleine Stücke schneiden und mit Zimt und Traubenzucker süßen. 60 g Traubenzucker, Eigelb, Vanillinzucker und Butter mit einem Handrührgerät gut verrühren. Eiweiß separat steif schlagen.

- Rhabarber und Eigelbmasse zu dem Grießbrei geben und gut umrühren. Eischnee vorsichtig unterheben. Die Masse in eine gefettete Auflaufform füllen und im Backofen bei 200 Grad (Umluft 180 Grad) etwa 40 Minuten backen.

Nährwerte pro Portion:

710 Kcal, 20 g E, 27 g F, 95 g KH

Milchreis mit Rhabarber

4 Portionen · gut vorzubereiten

400 ml	Milch
1/2	Päckchen Vanillinzucker
190 g	Milchreis
300 g	Rhabarber
3 EL	Traubenzucker
	abgeriebene Schale einer Limette
50 g	gehackte Mandeln

- Milch und Vanillinzucker zum Kochen bringen. Milchreis dazugeben und gut 25 Minuten quellen lassen. Rhabarber putzen und klein schneiden. Mit dem Traubenzucker und etwa 60 ml Wasser in einem Topf aufkochen. 3 Minuten dünsten lassen. Mit einem Pürierstab nicht zu fein zerkleinern. Limettenschale unterheben.

- Mandeln goldbraun (ohne Fett) rösten. Rhabarberpüree und Mandeln (bis auf einen EL) unter den fertigen Reis heben. Auf zwei Tellern verteilen und mit den restlichen Mandeln bestreuen.

Nährwerte pro Portion:

725 kcal, 19 g E, 22 g F, 111 g KH

Rhabarberpfannkuchen

2 Portionen · geht schnell

125 g	Mehl
1/2 TL	Trockenhefe
3 EL	Traubenzucker
125 ml	Buttermilch
3	Eier
200 g	Rhabarber
1 EL	Butterschmalz
150 g	Rahmjogurt mit Vanille
	Traubenzucker zum Bestäuben

- Mehl, Hefe und Zucker miteinander vermischen. Buttermilch, 125 ml Wasser und Eier zu dem Teig hinzufügen und verrühren. Rhabarber putzen, in Stücke schneiden und unterrühren.

- Butterschmalz in einer Pfanne zum Schmelzen bringen und die etwa vier Pfannkuchen nach und nach backen. Pfannkuchen mit Traubenzucker bestäuben und mit dem Vanillejogurt servieren.

Nährwerte pro Portion:

565 Kcal, 23 g E, 26 g F, 58 g KH

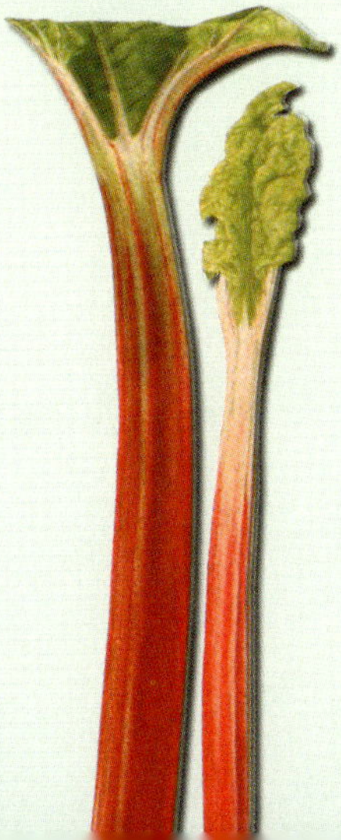

MEHR WISSEN

Kleine Warenkunde: Rhabarber

Die als Heilmittel eingesetzte Rhabarberwurzel wurde schon vor 2000 Jahren international gehandelt und kam aus verschiedenen Gebieten Ostasiens. Der wild wachsende Rhabarber ist ein Riese im Vergleich zu unserem Nachfolger im Garten und wird auch heute noch für Heilzwecke genutzt. Der Gemüserhabarber wurde zunächst von den Engländern kommerziell angebaut und gelangte von dort 1870 nach Deutschland.

Der Rhabarber enthält sehr viel Vitamin C, Säuren (Zitronen-, Apfel-, Oxalsäure), Gerb- und Bitterstoffe sowie Pektin, einen wichtigen Ballaststoff, und mild abführende Antrachinone. Allgemein wirkt Rhabarber appetitanregend und verdauungsfördernd.

Die Oxalsäure – ein Kalziumräuber – ist im Rhabarber vorwiegend in den Blättern enthalten, die ja nicht genutzt werden. In den Stängeln erhöht sich der Oxalsäuregehalt erst ab Mitte bis Ende Juni. Man sollte Rhabarberstiele trotzdem schälen, da die Haut am meisten Oxalsäure enthält. Außerdem bietet es sich an, Rhabarber mit kalziumreichen Lebensmitteln zu kombinieren, wie Milch, Jogurt oder Quark. Das dabei entstehende Kalziumoxalat ist übrigens der Grund, warum sich die Zähne nach Rhabarbergenuss stumpf anfühlen.

Beim Verarbeiten von Rhabarber dürfen keine Metallgefäße und auch keine Alufolie verwendet werden, da sich die Säuren leicht mit Metallen verbinden und giftige Stoffe entstehen sowie Geschmacksveränderungen auftreten können.

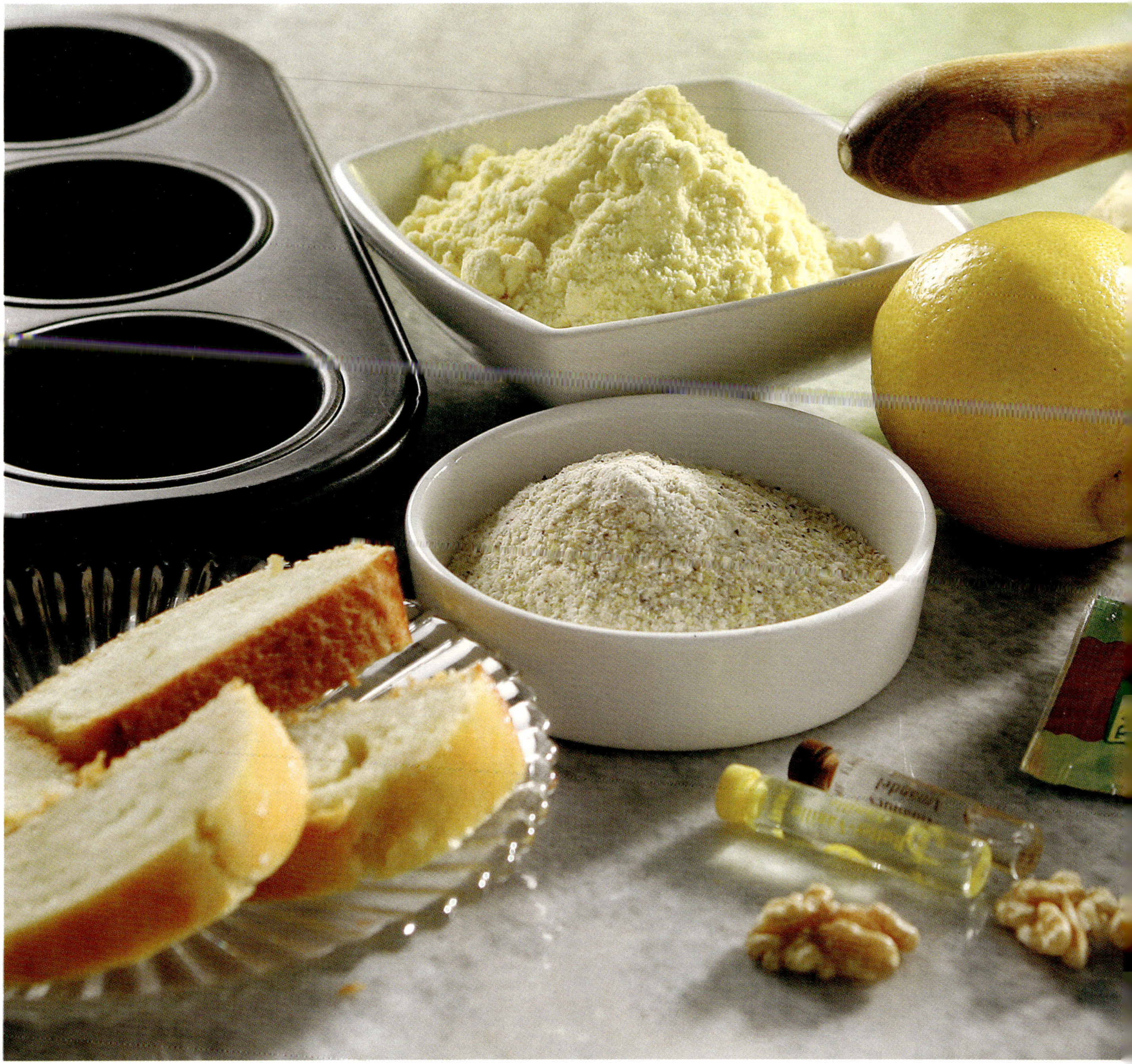

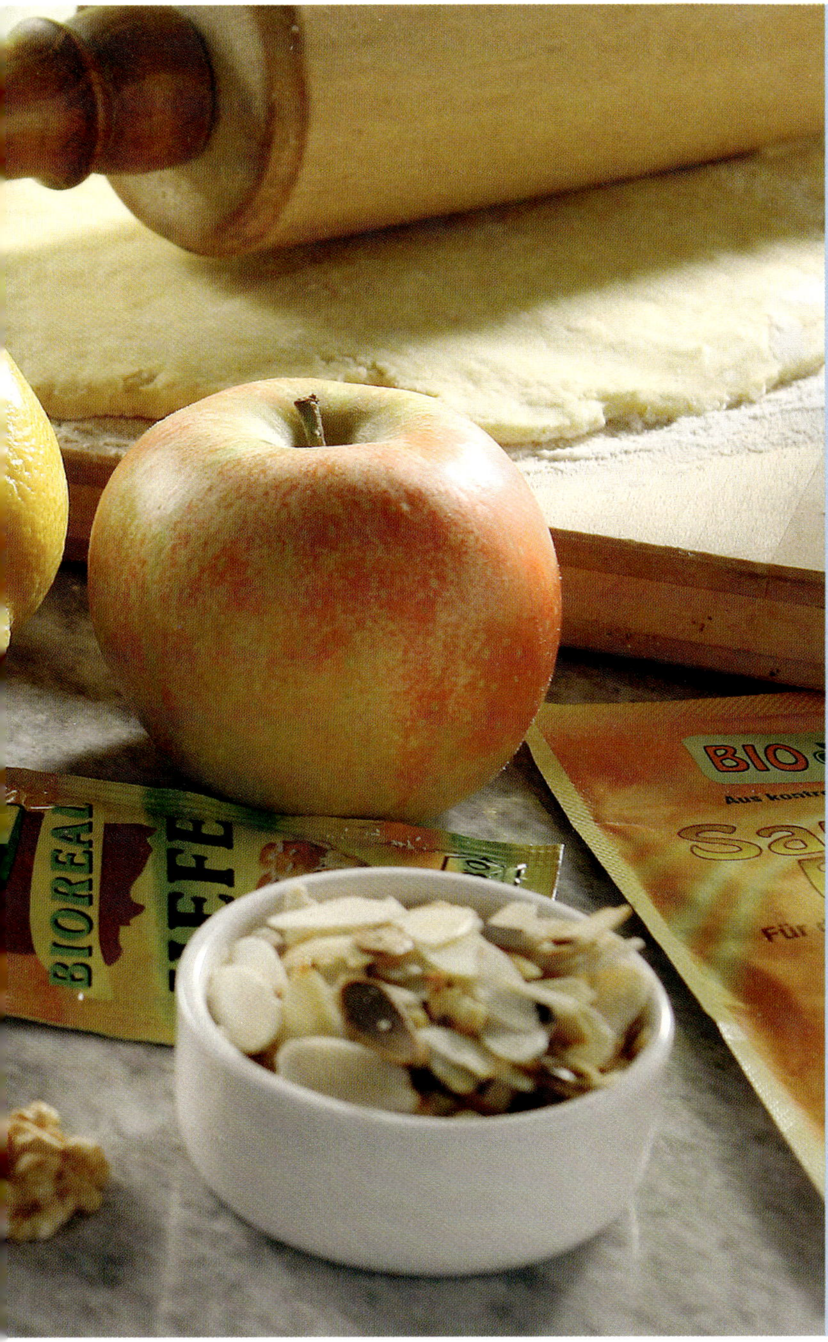

Kuchen, Gebäck und Brot

Altdeutscher Rhabarberkuchen

Hier vereinen sich süß und sauer in einem leckeren Stück Kuchen – das kitzelt den Gaumen.

12 Stücke · gelingt leicht

100 g	Margarine
100 g	Zucker
3	Eigelb
150 g	Mehl
6 EL	Wasser
1 TL	Backpulver
400 g	Rhabarber
2 EL	Zucker
3	Eiweiß
240 g	Zucker

- Margarine und Zucker mit dem Eigelb schaumig rühren, Eiweiß aufbewahren. Mehl, Wasser und Backpulver vorsichtig einrühren. Den fertigen Teig in eine gefettete Springform geben und 20 Minuten bei 200 Grad (Umluft 180 Grad) backen.

- Rhabarber putzen und in Stücke schneiden. Kurz blanchieren und mit etwas Zucker bestreuen. Das Obst auf den vorgebackenen Boden geben. Die Eiweiße mit dem Zucker steif schlagen und auf den Rhabarber geben. Bei 175 Grad (Umluft 150 Grad) nochmals 15 Minuten backen.

Nährwerte pro Portion:

255 Kcal, 3 g E, 9 g F, 40 g KH

SO WIRD'S GEMACHT

Blanchieren

Blanchieren bedeutet: kurzer Garprozess in siedendem Wasser. Nehmen Sie am besten einen breiten Topf und bringen Sie etwas Wasser zum Kochen. Anschließend geben Sie die Rhabarberstücke kurz ins Wasser, lassen es kurz aufwallen und nehmen sie mit einem Schaumlöffel wieder heraus. Anschließend kurz mit kaltem Wasser abschrecken. Lassen Sie den Rhabarer kurz abtropfen, bevor Sie ihn weiter verarbeiten.

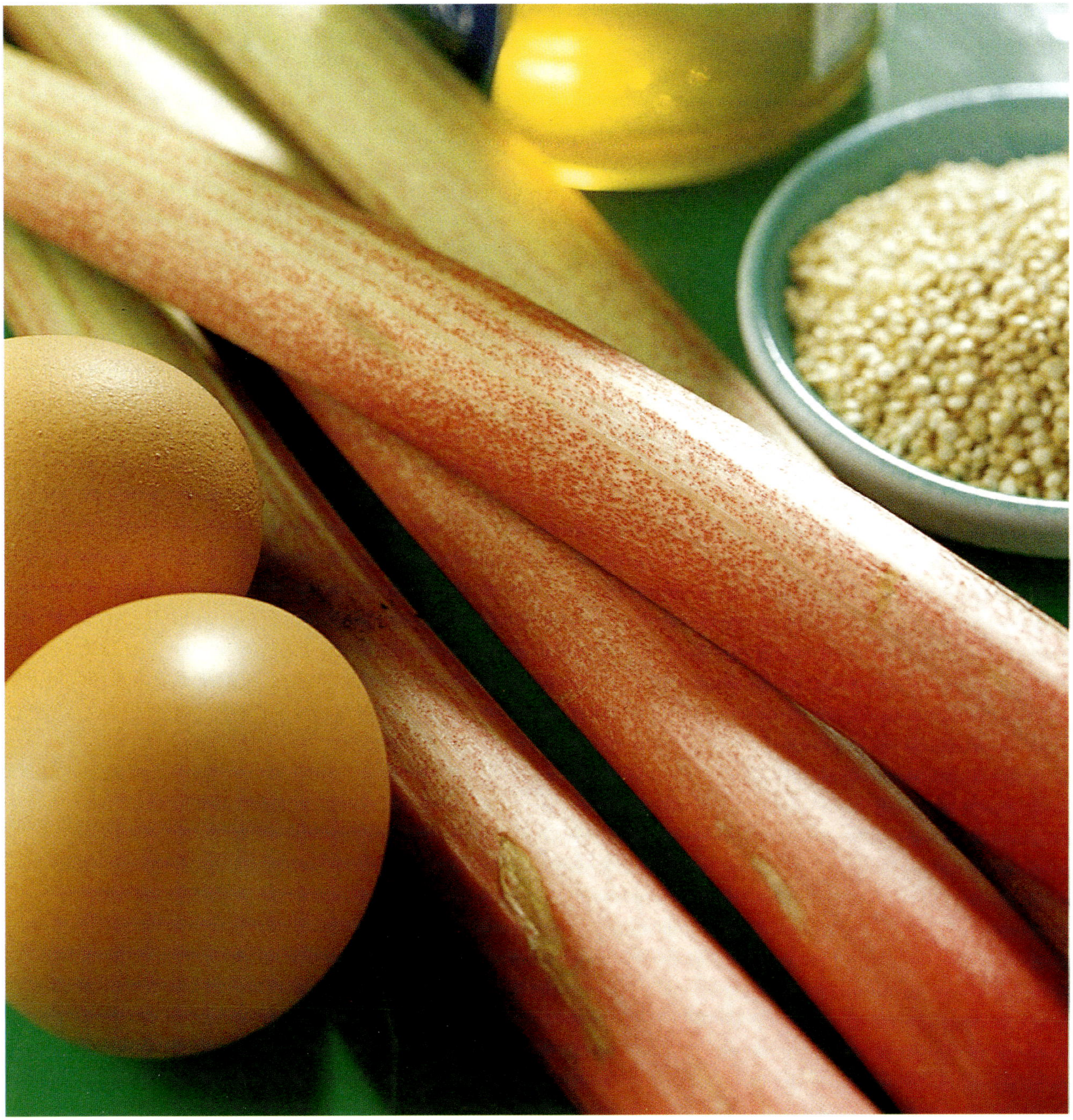

Eierlikörcreme-Kuchen

Verwöhnen Sie Ihre Gäste zum Kaffee mit diesem feinen Cremekuchen.

16 Stücke · gelingt leicht

Zutaten für den Teig:

5 Eier
150 g Traubenzucker
1 Prise Salz
250 ml Öl
250 ml Sahne
125 g Mehl
125 g Speisestärke
1 Päckchen Backpulver

Zutaten für die Creme:

3 EL Pistazien
2 Päckchen Vanillepudding-Pulver
80 g Traubenzucker
600 ml Milch
400 ml Eierlikör
250 g weiche Butter

- Eier, Traubenzucker und Salz cremig rühren. Öl und Sahne zufügen. Mehl, Speisestärke und Backpulver miteinander mischen und nach und nach zum Teig geben. Kastenform fetten und mit Mehl ausstäuben. Teig einfüllen. 60 Minuten in einem vorgeheizten Backofen bei 180 Grad (Umluft 160 Grad) backen.

- Kuchen herausnehmen, auskühlen lassen und aus der Form nehmen. Kuchen waagerecht durchschneiden. Pistazien hacken. Puddingpulver, Traubenzucker, 6 EL Milch verrühren. Übrige Milch mit Eierlikör aufkochen lassen. Den Pudding einrühren und aufkochen.

- Butter mit dem Pudding verrühren und 60 Minuten kalt stellen. Creme halbieren. Pistazien bis auf 2 EL unter die eine Hälfte der Creme ziehen. Auf den unteren Kuchenboden die eine Cremehälfte streichen. Den andern Boden darauf setzen und mit der übrigen Creme bestreichen. 60 Minuten kühl stellen. Kuchen herausnehmen und mit den restlichen Pistazien bestreuen.

Nährwerte pro Portion:

755 Kcal, 9 g E, 53 g F, 55 g KH

SO WIRD'S GEMACHT

Ist das Backpulver noch gut?

Sie haben ein angefangenes Backpulverpäckchen schon etwas länger im Schrank liegen und wissen nicht genau, ob es noch gut ist? Dann prüfen Sie doch einfach die Qualität des Backpulvers kurz selbst. Entnehmen Sie eine Messerspitze Backpulver aus dem Päckchen und geben es in eine kleine Schüssel mit kaltem Wasser. Steigen langsam kleine Bläschen nach oben ist es in Ordnung. Braust es stark, dann ist Ihr Backpulver bereits überlagert.

Rhabarbertorte

Eine Torte muss nicht immer vom Konditor kommen, man kann sie auch selber machen – probieren Sie es aus, es ist gar nicht so schwer.

- Margarine schmelzen und abkühlen lassen. Eigelbe mit Wasser, Traubenzucker und Salz schaumig schlagen. Margarine unterheben. Eiweiße steif schlagen. Mehl, Speisestärke und Backpulver miteinander vermischen. Eiweiß und Mehlmischung in die Teigmasse unterheben.

- Teig in eine gefettete Springform (26 cm) geben und im vorgeheizten Backofen bei 200 Grad (Umluft 180 Grad) 50–60 Minuten backen. Rhabarber waschen, schälen und in kleine Würfel schneiden. Diese kurz in heißem Wasser blanchieren. Gut abtropfen lassen.

- Gin mit der Marmelade mischen und erwärmen. Den abgekühlten Biskuitboden einmal waagerecht durchschneiden. $^2/_3$ der Rhabarberstücke mit der Marmelade vermischen und die Masse auf den einen Biskuitboden streichen. Mit dem zweiten Biskuitboden belegen.

- Sahne und Zucker mithilfe von Sahnesteif steif schlagen. Die Torte auf der Oberfläche und am Rand reichlich damit bestreichen. Mit den restlichen Rhabarberstücken garnieren.

Nährwerte pro Portion:

305 Kcal, 5 g E, 15 g F, 37 g KH

12 Sücke · braucht etwas mehr Zeit

Zutaten für den Teig:

75 g Margarine
6 Eigelbe
6 EL lauwarmes Wasser
230 g Traubenzucker
1 Prise Salz
6 Eiweiße
100 g Mehl
75 g Speisestärke
1 TL Backpulver

Zutaten für die Füllung:

200 g Rhabarber
4 EL Rhabarbermarmelade
1 EL Gin
250 g Schlagsahne
1 EL Zucker
1 Päckchen Sahnesteif
Rhabarberstücke zum Garnieren

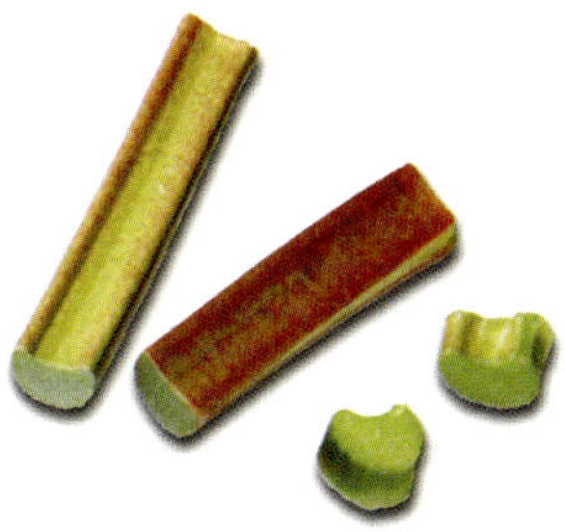

KUCHEN, GEBÄCK UND BROT

Käse-Marmorkuchen

Käsekuchen wie er sein soll – saftig, locker und noch dazu kalorienarm

12 Stücke · gelingt leicht

	Fett und Grieß für die Form
2	Eier
150 g	Traubenzucker
500 g	Magerquark
1	Päckchen Vanillepudding-Pulver
1 EL	echten Kakao
100 g	Mehl
[illegible] g	Schokomüsli (z. B. von Dr. Oetker)
2	Päckchen Vanillinzucker
50 g	weiche Butter

- Eine Springform (Durchmesser 26 cm) gut einfetten und mit dem Grieß ausstreuen. Eier, Traubenzucker gut schaumig schlagen. Quark mit dem Puddingpulver gut verrühren. Die Masse halbieren. Die eine Hälfte mit dem Kakao vermischen.

- Die dunkle Quarkmasse in die Form füllen. Anschließen die helle Quarkmasse darauf verteilen. Um ein Marmormuster zu erreichen, mit einer Gabel spiralförmig durch beide Schichten durchgehen. Im vorgeheizten Backofen bei 175 Grad (Umluft 150 Grad) 20 Minuten backen.

- Mehl, Müsli, Vanillinzucker und das Fett erst mit einem Knethaken des Handrührgerätes verrühren und anschließend mit den Händen zu Streuseln verarbeiten.

- Kuchen herausnehmen, die Streusel gleichmäßig darauf verteilen und bei gleicher Temperatur weitere 30 Minuten backen. Kuchen im ausgeschalteten Backofen gut 15 Minuten ruhen lassen. Gut auskühlen lassen, bevor er serviert wird.

Nährwerte pro Portion:

225 Kcal, 9 g E, 7 g F, 31 g KH

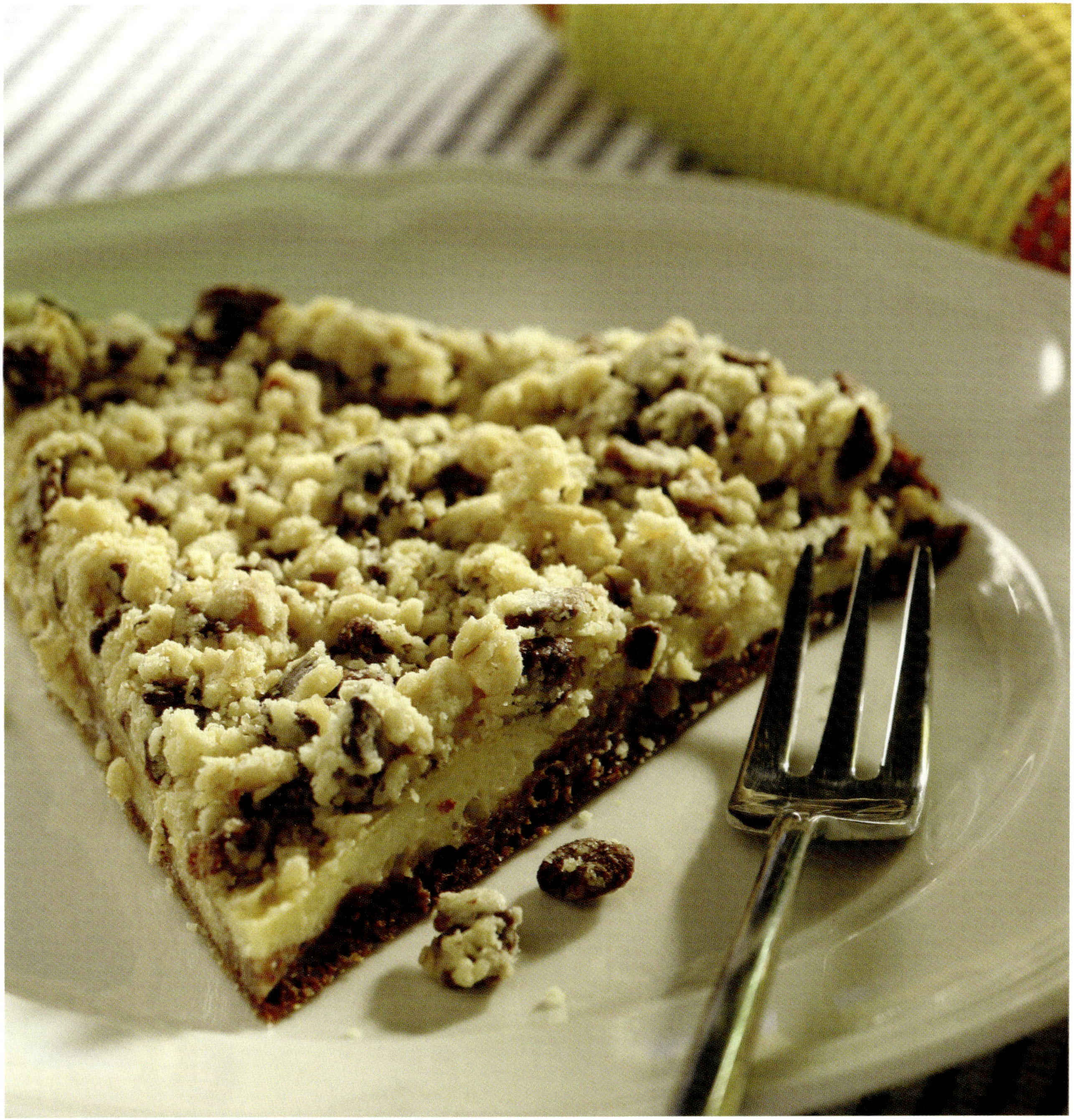

Frische Waffeln

Waffeln – der Klassiker, wenn's mal schnell was Süßes geben soll.

2 Portionen · preisgünstig

1	Becher Crème fraîche
60 g	Traubenzucker
$^1/_2$	Päckchen Vanillinzucker
	etwas fein abgeriebene Schale einer Limette
2	Eier
125 g	Weizenmehl
1	Messerspitze Backpulver

- Waffeleisen mit ein wenig Speiseöl bepinseln und auf höchster Stufe vorheizen. Alle Zutaten in eine Schüssel geben und zunächst auf kleiner Stufe mit einem Handrührgerät gut verrühren. Dann auf höchster Stufe weiter rühren, bis eine gebundene Masse entsteht.

- Waffeleisen kleiner stellen und den Teig in nicht zu großen Portionen in das Waffeleisen füllen. Die Waffeln goldbraun backen und auf einem Küchenrost erkalten lassen.

Nährwerte pro Portion:

660 Kcal, 16 g E, 30 g F, 81 g KH

Capuccino-Waffeln

Eine besonders leckere Waffelvariation, die nicht nur Capuccino-Liebhabern schmeckt.

4 Portionen · geht schnell

80 g	Butter (alternativ Margarine)
60 g	Zucker
1	Päckchen Vanillinzucker
1	Päckchen Puddingpulver (Vanille)
3	Eier
350 ml	Milch
300 g	Mehl
1	Päckchen Backpulver
2 EL	Kaffeepulver (Choco Capuccino)
2	Kugeln Vanilleeis

- Butter, Zucker, Puddingpulver und die Eier zu einer Masse verrühren. Mehl und Backpulver dazugeben. Nach und nach die Milch zugeben, bis der Teig schön cremig ist. Zum Schluss den Kaffee unterheben.

- Im Waffeleisen backen und warm mit dem Eis servieren

Nährwerte pro Portion:

695 kcal, 19 g E, 28 g F, 91 g KH

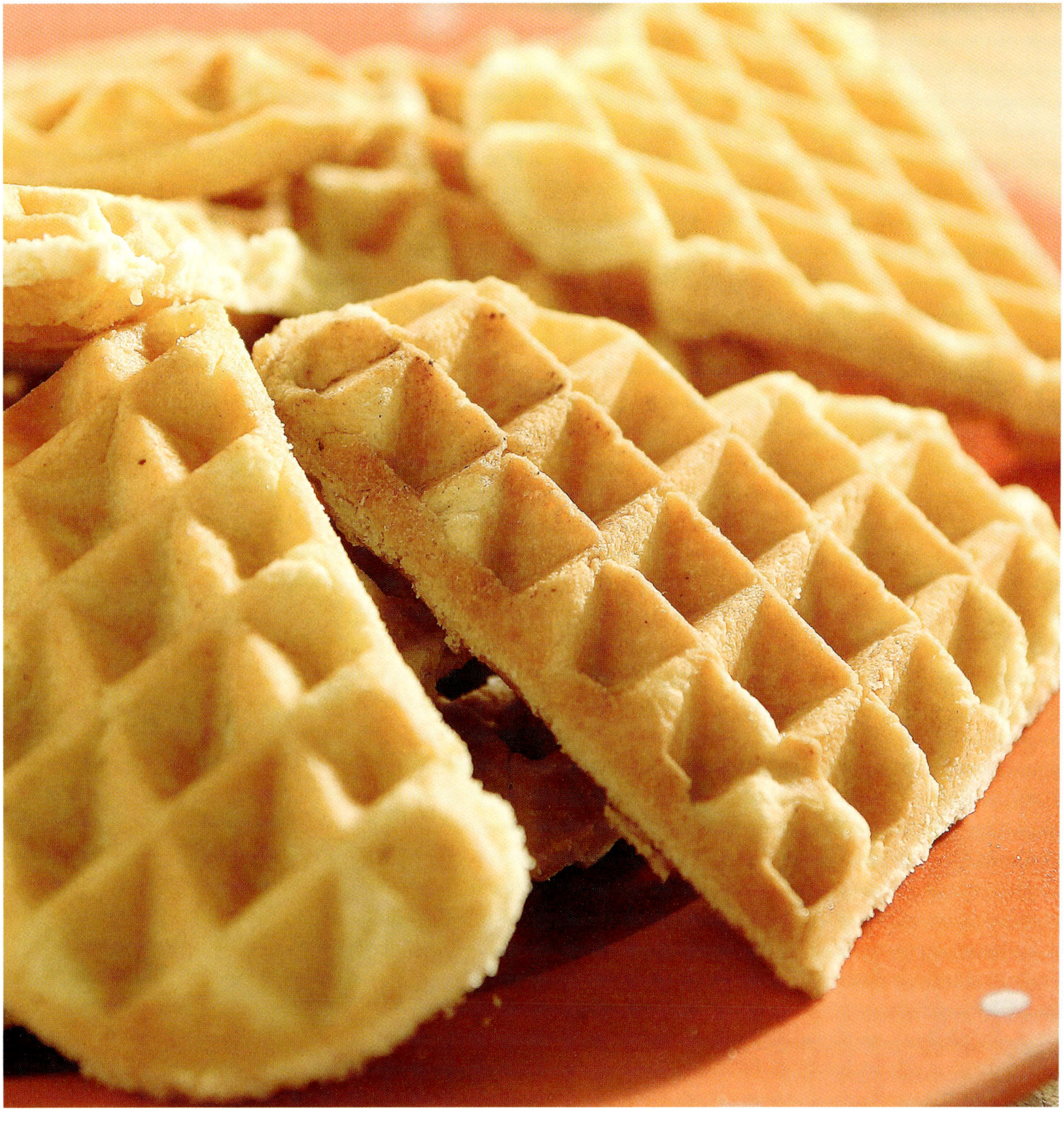

Quarkbällchen

25 Stück · braucht etwas mehr Zeit

200 g	Weizenmehl
1	Päckchen Trockenhefe
40 g	Traubenzucker
$^{1}/_{2}$	Päckchen Vanillin-Zucker
1 TL	Schale einer abgeriebenen Limette
1	Ei
50 g	weiche Butter
250 g	Speisequark (Magerstufe)

- Mehl in eine Rührschüssel geben und mit der Trockenhefe gut vermischen. Restliche Zutaten hinzufügen und mit einem Handrührgerät (Knethaken) verrühren. Auf höchster Stufe rühren, bis der Teig glatt ist.
- Teig zudecken und an einen warmen Ort stellen, so lange, bis er sichtbar größer geworden ist. Anschließend nochmals durchkneten. Friteuse auf etwa 180 Grad stellen.
- Mit einem in das Fett getauchten Teelöffel Teigbällchen abstechen und portionsweise schwimmend hellbraun backen. Quarkbällchen mit einem Schaumlöffel herausnehmen und auf Küchenpapier gut abtropfen lassen.

Nährwerte pro Portion:

60 Kcal, 3 g E, 2 g F, 8 g KH

Weihnachtsspekulatius

Etwa 100 Stück · braucht etwas mehr Zeit

500 g	Mehl
2 TL	Zimt
1 TL	Nelkenpulver
1 TL	Kardamom
1	Messerspitze Ingwerpulver
1	Messerspitze Pomeranzenschale
150 g	Margarine
350 g	Traubenzucker
2	Päckchen Vanillinzucker
1	Ei
7 EL	Schlagsahne
1 TL	Salz
	Margarine für das Blech

- Mehl mit Gewürzen mischen und in eine Rührschüssel geben. In der Mitte eine Mulde bilden und Margarine, Traubenzucker, Vanillinzucker, Ei, Schlagsahne und Salz hinzufügen. Alles zu einem Teig verkneten.
- Den Teig ausrollen und mithilfe einer Spekulatiusrolle oder Förmchen Spekulatius formen. Auf ein gefettetes Backblech setzen und im vorgeheizten Backofen bei 225 Grad (Umluft 200 Grad) 8–10 Minuten backen.

Tipp

Spekulatius lassen sich in einer Keksdose lange aufbewahren. Den Spekulatius aber vorher unbedingt gut abkühlen lassen!

Nährwerte pro Portion:

47 Kcal, 1 g E, 2 g F, 7 g KH

6 Baisertupfer

2 Portionen · geht schnell

4	Eiweiß
230 g	Traubenzucker

- Eiweiß mit einem Handrührgerät auf höchster Stufe steif schlagen und nach und nach den Traubenzucker unterheben.
- Die Baisermasse in einen Spritzbeutel füllen und in beliebigen Formen auf ein mit Backpapier ausgelegtes Backblech aufsetzen.
- Backofen vorheizen auf 120 Grad (Umluft 100 Grad) und die Tupfer etwa 60 Minuten backen. Das Gebäck darf nur leicht aufgehen und sich nur schwach gelblich färben.

Nährwerte pro Portion:

500 Kcal, 8 g E, 0 g F, 115 g KH

Minitörtchen

2 Portionen · gelingt leicht

40 g	Mehl
1 TL	Backpulver
	Prise Zimt
10 g	Zucker
40 ml	Apfelsaft
1/2	Apfel
1/3	Banane
10 g	Cashewkerne, gehackt

- Zwei kleine Törtchenformen mit etwas Fett bestreichen. Mehl, Backpulver, Zimt und Zucker in einer Schüssel gut miteinander verrühren. Apfel und Banane schälen und in kleine Stücke schneiden. Das Obst, den Apfelsaft und die Cashewkerne mit in den Teig geben und gut miteinander vermengen.
- 30 Minuten bei 165 Grad (Umluft 140 Grad) backen, bis die Oberfläche leicht gebräunt ist.

Nährwerte pro Portion:

160 kcal, 3 g E, 3 g F, 31 g KH

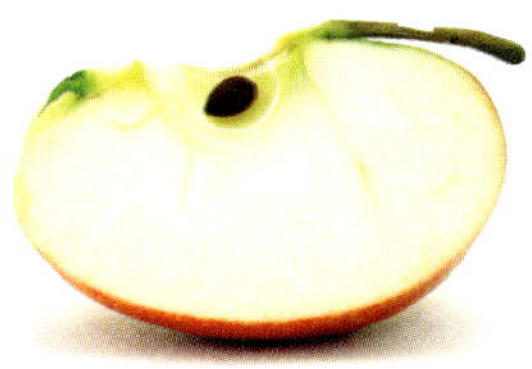

Bagels

Bagel ist ein kreisrundes Gebäck mit einem Loch in der Mitte; die Besonderheit bei seiner Zubereitung ist das Vorbrühen.

12 Stück · gelingt leicht

Zutaten für den Hefeteig:

450 g	Weizenmehl
50 g	Speisestärke
1	Päckchen Trockenhefe
1 TL	Salz
4 TL	Traubenzucker
275 ml	warmes Wasser
1	[illegible]

Zutaten zum Bestreichen und Bestreuen:

1	Eigelb
1 EL	Milch
	Hagelsalz
	Sesamsamen
	Mohnsamen

- Mehl und Speisestärke mischen und in eine Rührschüssel geben. Übrige Zutaten für den Teig hinzufügen und mit einem Handrührgerät (Knethaken) gut verrühren. Zunächst auf kleiner Stufe, dann auf der höchsten zu einem glatten Teig verarbeiten.

- Den Teig mit etwas Mehl bestäuben, aus der Schüssel nehmen und auf der Arbeitsplatte nochmals durchkneten. Teig zu einer Rolle formen und in 12 Stücke teilen. Die Teigstücke zu einem Ring formen. Während der Verarbeitung die fertigen Bagels mit einem feuchten Küchentuch abdecken.

- Reichlich Wasser in einem großen, breiten Topf zum Kochen bringen. Die Teigstücke portionsweise in das schwach kochende Wasser geben und 1 Minute darin köcheln lassen. Mit einem Schaumlöffel herausnehmen und gut abtropfen lassen.

- Das Backblech mit etwas Fett bestreichen. Die Bagels darauf verteilen. Eigelb und Milch verschlagen und die Teigringe damit bestreichen. Abwechselnd mit Salz, Sesam und Mohn bestreuen. Im vorgeheizten Backofen bei 200 Grad (Umluft 180 Grad) 15 Minuten backen.

Tipp

Bagels kann man wie Brötchen aufschneiden und belegen.

Nährwerte pro Portion:

165 Kcal, 5 g E, 2 g F, 32 g KH

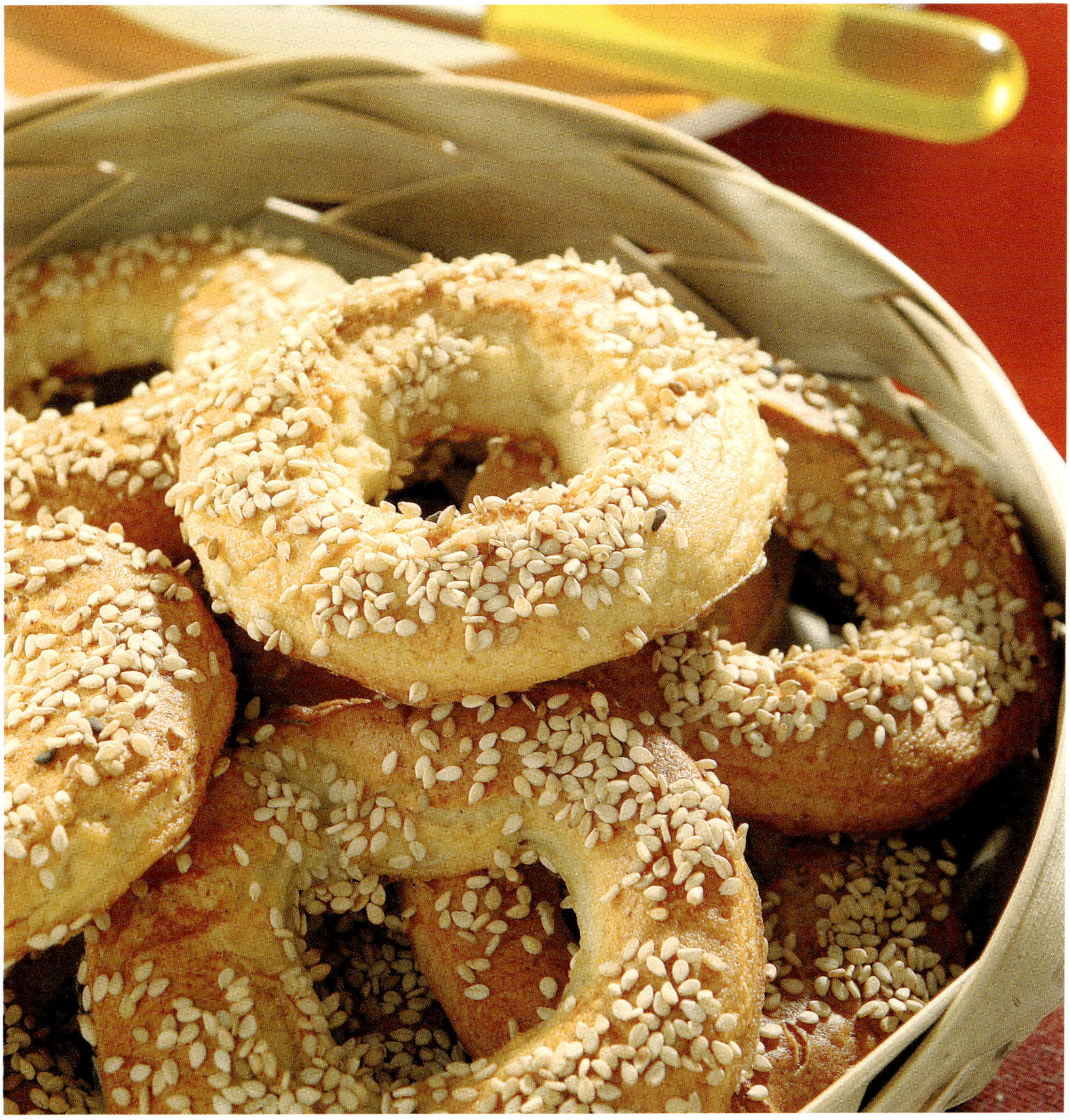

Frische Sesambrezeln

6 Stück · gelingt leicht

15 g Hefe
4 EL lauwarme Milch
250 g Mehl
40 g Margarine
1 Ei
Prise Salz
2 TL Traubenzucker
1 Eigelb
Sesamsaat

- Hefe und die lauwarme Milch verrühren. Mehl, Margarine, Ei, Salz und Traubenzucker in eine Rührschüssel geben und die Hefemilch hinzufügen. Alle Zutaten zu einem glatten Teig verkneten.
- Mit Folie zudecken und an einem warmen Ort gehen lassen. Nochmals durchkneten und eine dünne Rolle formen. Die Rolle in sechs Teile schneiden und daraus Brezeln formen.
- Backblech mit Backpapier auslegen und die Brezeln darauf verteilen. Eigelb gut verrühren und die Brezeln damit oben einpinseln. Mit Sesamsaat bestreuen. Im vorgeheizten Ofen bei 225 Grad (Umluft 200 Grad) etwa 15 Minuten goldbraun backen.

Nährwerte pro Portion:

250 Kcal, 7 g E, 10 g F, 31 g KH

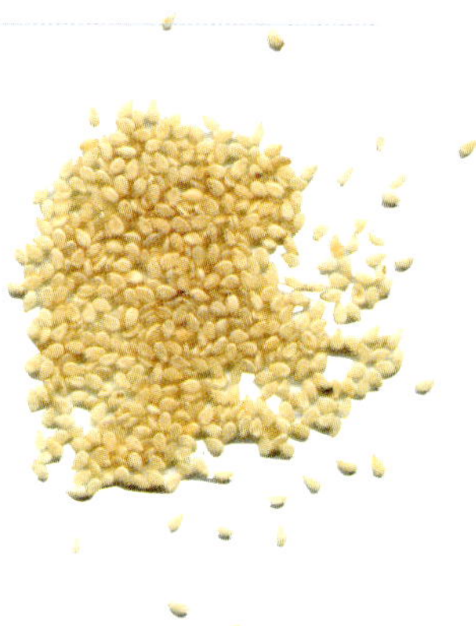

Lockere Hefehörnchen

15 Stück · gelingt leicht

25 g Hefe
250 ml lauwarme Sahne
60 g Traubenzucker
400 g Weizenmehl
Prise Salz
200 g zerlassene Margarine
2 Eigelbe
Margarine für das Blech

- Hefe in die Sahne bröckeln. Mit je einer Prise Zucker und Mehl verrühren. Zugedeckt an einem warmen Ort 10 Minuten gehen lassen. Restlichen Zucker, Mehl, Salz, zerlassene, aber abgekühlte Margarine und Eigelbe in eine Rührschüssel geben. Hefesahne dazugeben. Alles gut miteinander vermengen und zu einem glatten Teig kneten.
- Mit Folie abdecken und an einem warmen Ort bis zur doppelten Größe gehen lassen. Danach nochmals durchkneten und 10 Minuten gehen lassen. Teig in drei Teile teilen. Jedes Teil zu einer runden, gut $^{1}/_{2}$ cm dicken Teigplatte ausrollen.
- Mit einem Messer 15 Dreiecke ausschneiden. Von der breiten Kante bis zur Spitze hin locker zu einem Hörnchen aufrollen. Hörnchen auf ein gefettetes Backblech legen und nochmal kurz aufgehen lassen. In einem vorgeheizten Backofen bei 200 Grad (Umluft 180 Grad) etwa 10 Minuten backen.

Nährwerte pro Portion:

300 Kcal, 4 g E, 16 g F, 24 g KH

Vollkorn-Dinkelbrot

Ein rustikales Brot, das frisch am besten schmeckt – etwas Butter drauf und genießen.

2 Portionen · braucht etwas Zeit

425 g	Dinkelvollkornmehl
1	Päckchen Trockenhefe
1 EL	Traubenzucker
1 TL	Salz
3 EL	Speiseöl
250 ml	warmes Wasser

- Dinkelvollkornmehl mit der Trockenhefe gut vermischen und in eine Rührschüssel geben. Übrige Zutaten hinzufügen und mit einem Handrührgerät (Knethaken) verrühren. Auf höchster Stufe zu einem glatten Teig verarbeiten.
- Teig mit Mehl bestäuben und auf der Arbeitsplatte kurz durchkneten. Aus dem Teig ein rundes Brot formen und auf das mit Backpapier ausgelegte Backblech legen. Brot an einen warmen Ort stellen, bis es sich sichtbar vergrößert hat.
- Die Oberfläche des Teigs mit einem scharfen Messer mehrmals schräg, etwa 1 cm tief einschneiden (nicht drücken). Das Brot mit etwas Wasser bestreichen und bei 200 Grad (Umluft 180 Grad) 45 Minuten backen.

Variante: Kneten Sie 3 Esslöffel gehackte Kräuter der Provence in den Teig.

Nährwerte gesamt:

pro Scheibe: 110 Kcal, 3 g E, 3 g F, 17 g KH

MEHR WISSEN

Was heißt „Vollkorn“?

Der Ausdruck „Vollkorn“ beschreibt das volle Korn von gut gereinigtem Getreide. Als „Getreide“ bezeichnet man die Körnerfrüchte von kultivierten Gräsern. Vollkorn enthält sämtliche Bestandteile des Korns, also auch den Keimling. Der Dinkel gehört zur Weizenfamilie, erbringt aber geringere Erträge als andere Getreidesorten. Im Rheinland und im Süddeutschen Raum wird Dinkel auch heute noch angebaut. Sein Mehl besitzt einen hohen Kleberanteil, gute Backeigenschaften und einen aromatischen Geschmack.

Roggenbrot mit Kürbiskernen

Die Kürbiskerne geben dem Brot einen angenehm nussigen Geschmack.

2 Portionen · preisgünstig

250 g	Roggenvollkornschrot
250 g	Weizenmehl (Type 550)
1	Päckchen Trockenhefe
1 TL	Traubenzucker
	etwas Salz
375 ml	warmes Wasser
150 g	Kürbiskerne

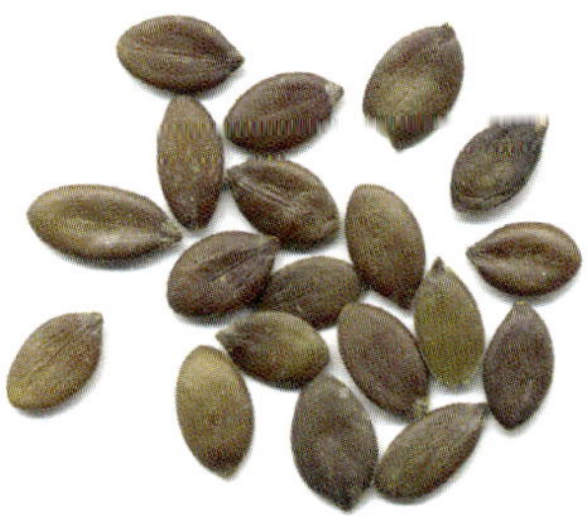

- Roggenvollkornschrot und Weizenmehl vermischen und in eine Rührschüssel geben. Übrige Zutaten (bis auf die Kürbiskerne) hinzufügen und mit einem Handrührgerät (Knethaken) alles gut verrühren. Auf höchster Stufe 5 Minuten zu einem glatten Teig kneten.

- Kürbiskerne unterheben und durchkneten. Den Teig an einen warmen Ort stellen, bis er sich sichtbar vergrößert hat. Teig mit etwas Mehl bestäuben und auf einer Arbeitsfläche gut durchkneten. Teig zu einem länglichen Brot formen und auf ein mit Backpapier ausgelegtes Blech legen. Für eine Weile an einen warmen Ort stellen und das Brot noch etwas aufgehen lassen.

- Die Oberfläche des Brotes mit etwas Wasser bestreichen und mit Mehl bestäuben. Bei 200 Grad (Umluft 180 Grad) 40 Minuten backen.

Variante: Sie können die Kürbiskerne auch gegen Sonnenblumenkerne austauschen.

Nährwerte pro Portion:

pro Scheibe: 123 Kcal, 4 g E, 4 g F, 18 g KH

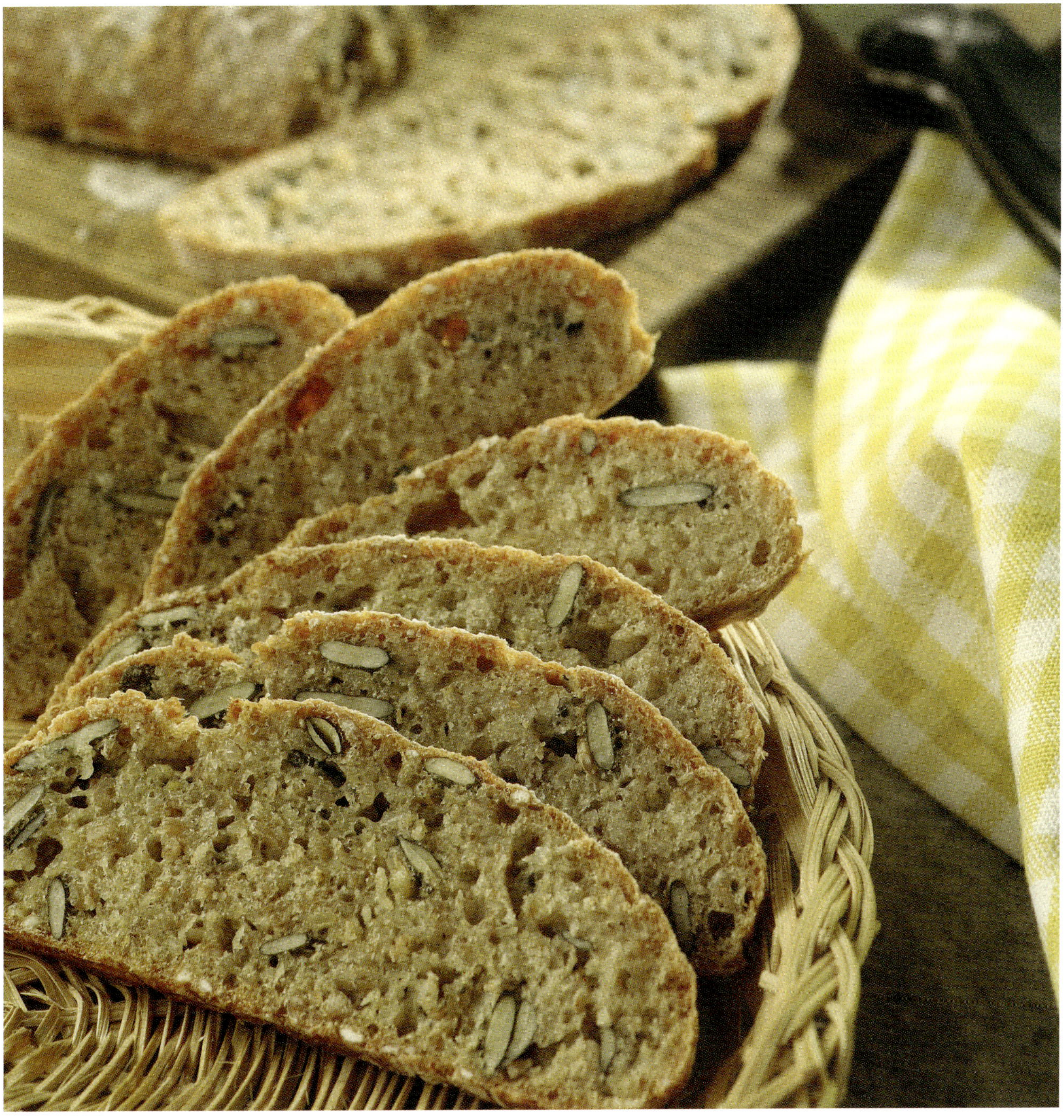

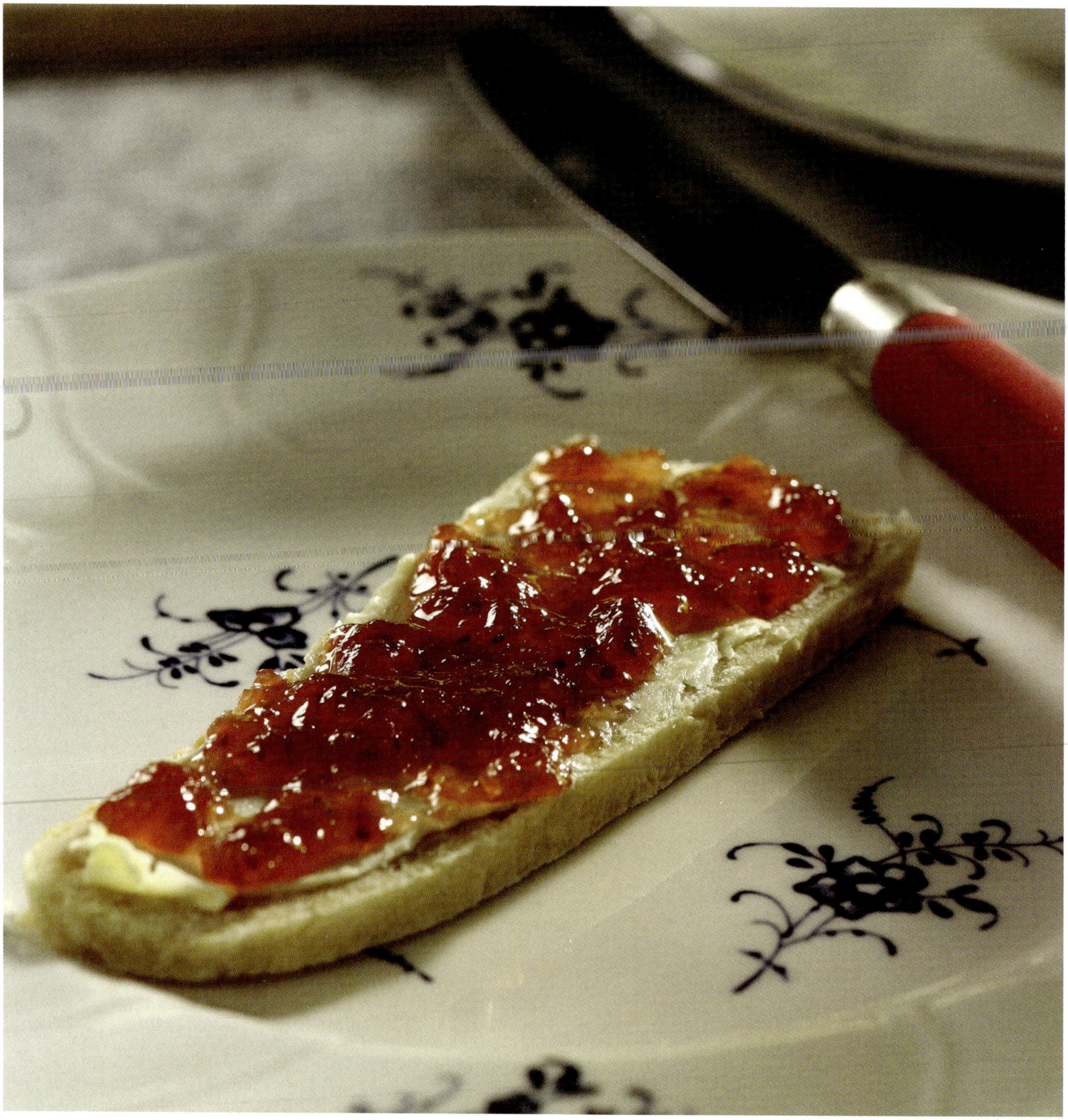

Sonntagsbrot

2 Portionen · geht schnell

40 g	Hefe
3 EL	Traubenzucker
500 ml	warme Milch
1 kg	Mehl
250 g	zerlassene Margarine
1	Ei
	Margarine für die Form

- Hefe und Traubenzucker in der warmen Milch gut 10 Minuten gehen lassen. Mehl in eine Rührschüssel geben und mit der zerlassenen Margarine verrühren. Ei und Hefemilch hinzufügen und zu einem glatten Teig kneten.

- Den fertigen Teig mit einem Küchentuch abgedeckt gehen lassen, bis er sich sichtbar zur doppelten Größe entwickelt hat. Brotbackform (35 cm) fetten und den Teig hineinfüllen. Bei 175 Grad (Umluft 150 Grad) etwa 45 Minuten backen. Brot richtig auskühlen lassen, bevor es aufgeschnitten wird.

Tipp

Das Brot bleibt länger frisch, wenn man es in einem Brotkasten oder Keramiktopf ohne Luftschlitze aufbewahrt und mehrere rohe Kartoffelstückchen dazulegt.

Nährwerte:

pro Scheibe: 144 Kcal, 3 g E, 6 g F, 20 g KH

Helles Mohnbrot

2 Portionen · gelingt leicht

30 g	Hefe
250 ml	lauwarmes Wasser
1 TL	Traubenzucker
200 g	Weizenmehl Type 1050
150 g	Weizenmehl Type 1700
1 EL	Essig
1 TL	Salz
40 g	zerlassene Margarine
	Mohn zum Bestreuen

- Hefe bröckeln und mit dem Wasser in eine Schüssel geben. Traubenzucker dazugeben und an einen warmen Ort stellen. 10 Minuten gehen lassen.

- Weizenmehl Type 1050 und Weizenmehl Type 1700 miteinander vermischen. Essig, Salz, Margarine und das Hefewasser dazugeben. Alles zu einem glatten Teig verkneten. Abdecken und zur doppelten Größe aufgehen lassen.

- Teig auf ein mit Backpapier ausgelegtes Backblech legen und zu einem Brot formen. Etwas gehen lassen. Das Brot mit etwas Wasser bepinseln und mit dem Mohn bestreuen. Die Oberfläche 3- bis 4-mal mit einem Messer einschneiden. Im vorgeheizten Ofen bei 200 Grad (Umluft 180 Grad) etwa 60 Minuten backen.

Nährwerte:

pro Scheibe: 102 Kcal, 3 g E, 3 g F, 15 g KH

Herzhaft gefülltes Brot

Dieses Brot hat es buchstäblich in sich, daher kann man sich den Belag sparen.

2 Portionen · braucht etwas mehr Zeit

Zutaten für den Teig:

250 g	Weizenmehl Type 1050
250 g	Roggenmehl Type 1370
20 g	Hefe
1 TL	Traubenzucker
250 ml	lauwarmes Wasser
35 g	zerlassene Margarine
1	Eigelb
	Prise Salz

Zutaten für die Füllung:

200 g	Champignons
1	Stange Porree
50 g	Margarine
375 g	Kalbsbrät
	Salz, Pfeffer
1	Eigelb

- Weizenmehl und Roggenmehl miteinander vermischen. In der Mitte eine Mulde bilden und Hefe hineinbröckeln. Traubenzucker und die Hälfte des Wassers hinzufügen und zu einem dicklichen Brei verrühren. Diesen 15 Minuten gehen lassen.

- Restliches Wasser, Margarine, Eigelb und Salz zu dem Teig hinzufügen und kräftig durchkneten. Zugedeckt bis zur doppelten Größe aufgehen lassen (etwa 30 Minuten).

- Champignons putzen und sehr klein schneiden. Porree putzen und in sehr dünne Ringe schneiden. Margarine in einer Pfanne zum Schmelzen bringen und das Gemüse darin leicht andünsten. Etwas auskühlen lassen und Kalbsbrät untermengen. Mit Salz und Pfeffer würzen.

- Den Teig auf einer mit Mehl bestreuten Arbeitsfläche etwa 2 cm dick zu einem Rechteck ausrollen. Die Füllung auf den Teig geben und den Teig so aufrollen, dass eine Brotform entsteht. Mit einem Holzstäbchen mehrere Löcher auf der Oberfläche einstechen. Im vorgeheizten Backofen bei 225 Grad (Umluft 200 Grad) 40–50 Minuten backen.

Nährwerte:

pro Scheibe: 260 Kcal, 11 g E, 10 g F, 31 g KH

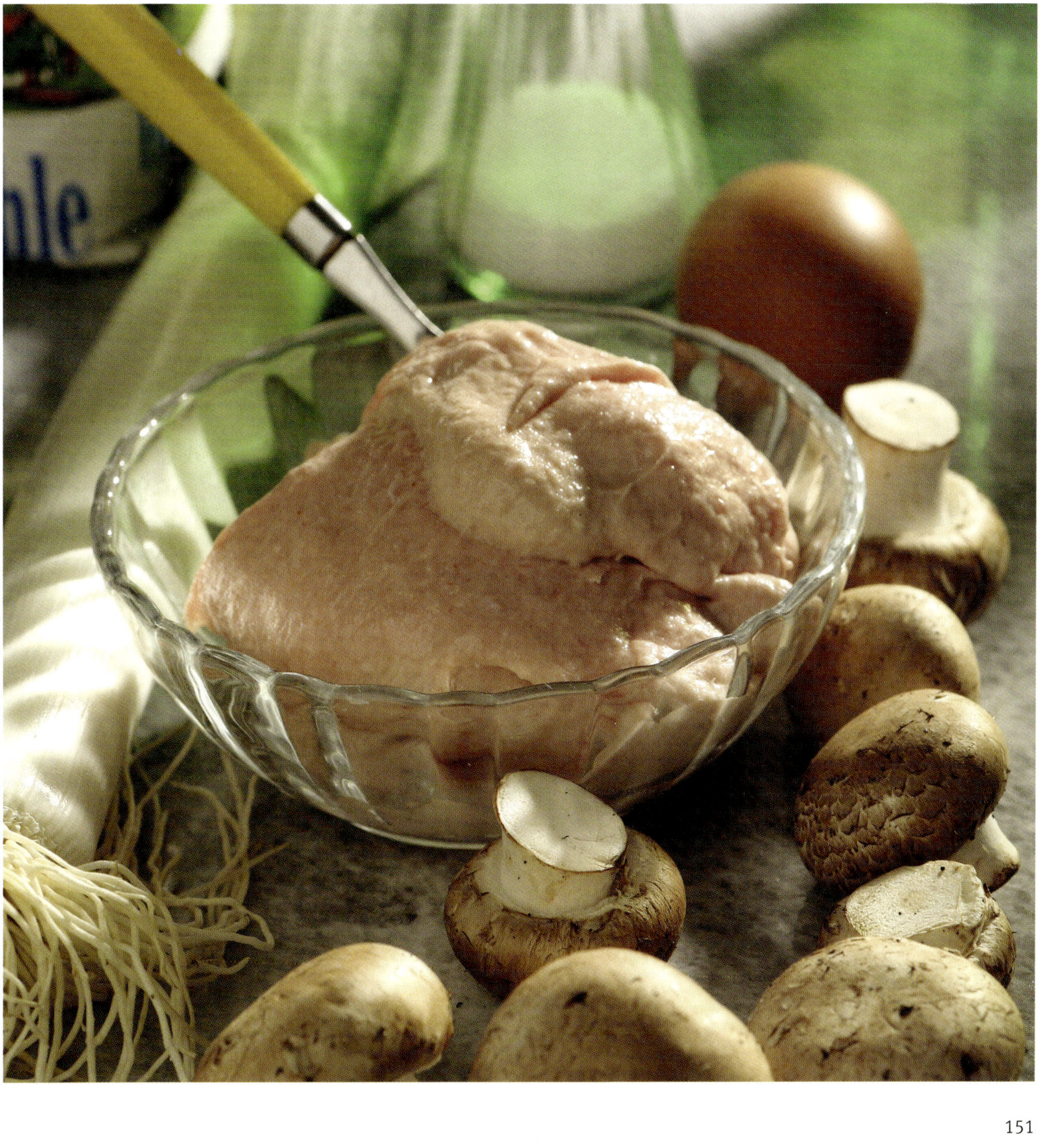

Spinatquiche

Ein Quiche kann wie eine Pizza in unzähligen Variationen belegt werden – hier ein besonders gehaltvoller Belag.

12 Portionen · braucht etwas mehr Zeit

70	g	Mehl
1		Eigelb
50	g	Butter
3	TL	Wasser
170	g	Rindergehacktes
3	TL	Öl
$1/2$		Zwiebel
[illegible]	g	Blattspinat
		Pfeffer, Salz
20	g	saure Sahne
1		Eigelb
40	ml	Milch
20	g	Gorgonzolakäse
$1/2$	TL	Thymian
1		Prise Majoran
1		Prise Curry

- Aus Mehl, Eigelb, Butter und Wasser einen Teig herstellen und diesen gut durchkneten. Mit Alufolie abdecken und für drei Stunden im Kühlschrank ruhen lassen. Quicheform einfetten und mit dem Teig auslegen. Mit einer Gabel den Teig einstechen und 20 Minuten bei 200 Grad (Umluft 180 Grad) backen.

- Gehacktes in Öl anbraten, gewürfelte Zwiebeln und klein geschnittenen Spinat dazugeben. Mit Salz und Pfeffer würzen. Die Fleisch-Spinat-Mischung auf den Teig geben. Saure Sahne, Eigelb, Milch und Käse in einem Mixer pürieren, mit Curry, Thymian und Majoran würzen und auf die Füllung gießen. 30 Minuten bei 200 Grad (Umluft 180 Grad) backen und warm servieren.

Nährwerte pro Portion:

690 kcal, 28 g E, 52 g F, 29 g KH

MEHR WISSEN

Kleine Warenkunde: Spinat

Spinat ist reich an Folsäure und daher besonders für Menschen mit einer Fructose-Intoleranz besonders gut geeignet (siehe Kasten auf Seite 13). Nach Möglichkeit sollte Spinat mit ein wenig Sahne oder Milch angerichtet werden. So minimiert man die schädliche Wirkung der Oxalsäure, die im Spinat enthalten ist, und beugt langfristig Nierenschäden vor, die bei übermäßigem Verzehr dieser Säure entstehen könnten. Übrigens darf Spinat, entgegen anders lautender Gerüchte, durchaus wieder aufgewärmt werden. Dies war nur zu Zeiten verboten, als es noch keine Kühlschränke gab. Halten Sie Spinat aber nicht über Stunden warm. So vermeiden Sie die Entstehung von Nitrat.

- Aufbewahren lässt sich Spinat, indem er nach dem Verlesen und Waschen in ein feuchtes Tuch eingewickelt wird. So lässt er sich im Gemüsefach des Kühlschrankes einen Tag lang lagern.
- Andere Möglichkeit: Spinat in eine Plastiktüte legen, diese aufblasen, luftdicht verknoten und im Kühlschrank lagern.
- Mit einer Prise Natron im Kochwasser behält Spinat seine grüne Farbe.
- Wird Spinat nach dem Kochen schnell abgekühlt und im Kühlschrank aufbewahrt, so kann er auch wieder aufgewärmt werden.

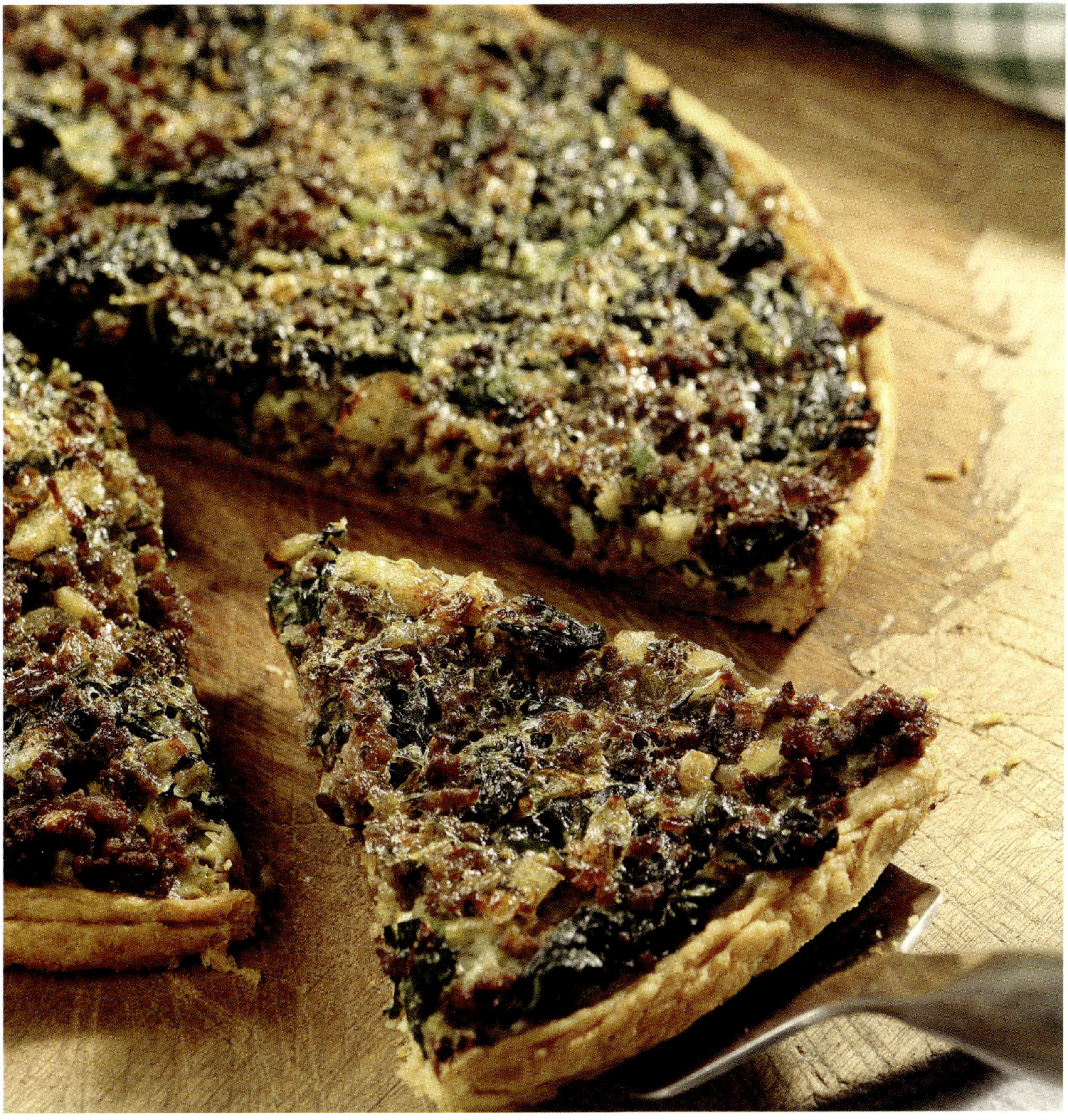

Vorschläge für Feste und Partys

Feste feiern und dabei gesund schlemmen ohne Fructose – kein Problem bei den Vorschlägen, die wir hier für Sie zusammengestellt haben. Viel Spaß beim Genießen!

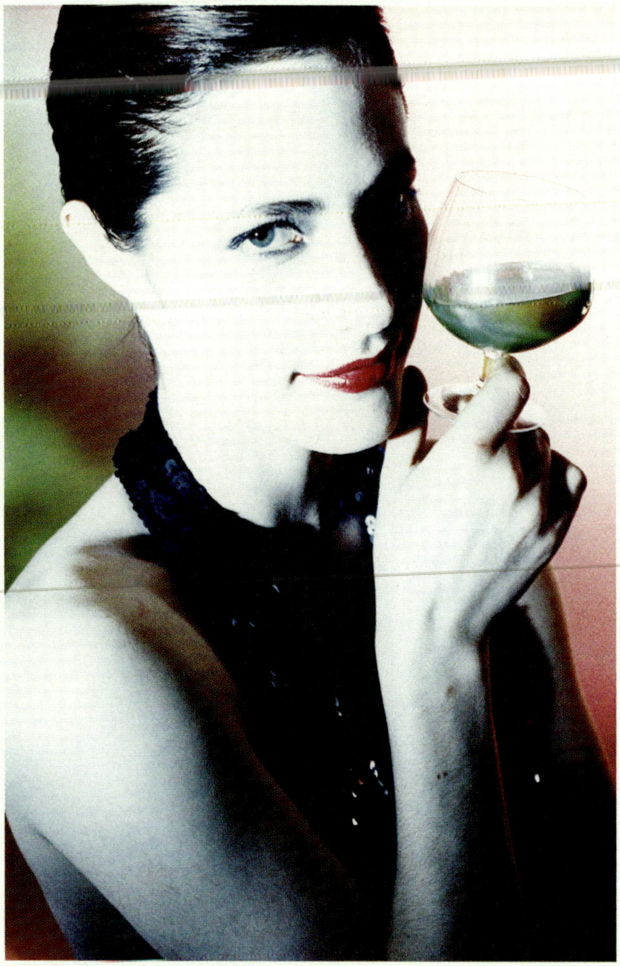

Party

Ein Büfett eignet sich besonders gut für größere Gesellschaften und lässt sich gut vorbereiten. Jeder kann sich selbst bedienen, die Gäste kommen leichter ins Gespräch und Sie geraten nicht in den Stress, jeden Gang servieren zu müssen.

Dips

Für die folgenden Dips eignen sich Grissinis, Baguettes, Knäckebrot oder Gemüsestreifen – einfach dippen und genießen:

- Kerbelcreme S. 26
- Radieschenquark S.26
- Tzatziki S. 32
- Matjestatar S. 39
- Thunfischdip S.39
- Avocadoaufstrich S. 41

Fingerfood und kleine Häppchen

Ganz einfach wird es für Sie als Gastgeber, wenn Sie etwas anbieten, das man ohne Besteck essen kann:

- Hähnchenspieße auf Feldsalat S. 36
- Fingerfood S. 52 und 53
- Matjesfilet in bunter Radieschensoße S. 44
- Bagels S. 142
- Frische Sesambrezeln S. 144
- Lockere Hefehörnchen S. 144
- Herzhaft gefülltes Brot S. 150

Partysalate

- Griechischer Reissalat mit schwarzen Oliven S. 34
- Papayapute auf Feldsalat S. 38
- Edler Krabbencocktail S. 42

Auch die folgenden Cocktails sind auf jeder Party echte Hingucker:

Martini

1 Glas · geht schnell

6 cl Gin
1 cl trockener Wermut
1 grüne Olive ohne Stein

Gin und Wermut in ein Glas mit einem Eiswürfel geben und so lange mit dem Barlöffel rühren, bis das Glas kräftig beschlägt. In ein vorgekühltes Martiniglas abseihen und mit der Olive garnieren.

Nährwerte pro Portion:

170 Kcal, 0 g E, 0 g F, 1 g KH

Sea Breeze

1 Glas · gelingt leicht

4 cl Wodka
8 cl Cranberry-Nektar
5 cl Grapefruit-Nektar
1 Scheibe Zitrone zum Garnieren.

Alle Zutaten (bis auf die Zitrone) in einen Shaker geben, mit Eis füllen und kurz schütteln. In ein hohes Cocktailglas füllen und mit der Zitrone garnieren.

Tipp

Dieser Cocktail eignet sich gut für Ihre Sommerparty, denn er ist leicht und erfrischend.

Nährwerte pro Portion:

170 Kcal, 0 g E, 0 g F, 18 g KH

Café Cream

1 Glas · gelingt leicht

1 cl Kaffeelikör
1 cl Baileys Irish Cream
1 cl Havanna Club Light Rum

Die Zutaten in der genannten Reihenfolge nacheinander behutsam über einen Löffelrücken in ein Glas schichten.

Tipp

Ein Cocktail, der besonders im Winter sehr gefragt ist.

Nährwerte pro Portion:

83 Kcal, 0 g E, 0 g F, 6 g KH

Orange Dream (alkoholfrei)

1 Glas · gelingt leicht

125 ml Orangennektar
75 ml Ananasnektar
4 cl Kokosnusscreme
1 EL Traubenzucker
Crushed Ice
1 Orangenspalte zum Garnieren

Alle Zutaten (bis auf die Orange und das Crushed Ice) im Shaker gut schütteln. Glas etwa $^1/_3$ mit Crushed Ice füllen und den Cocktail darüber schütten. Mit der Orangenspalte garnieren.

Nährwerte pro Portion:

240 Kcal, 2 g E, 3 g F, 49 g KH

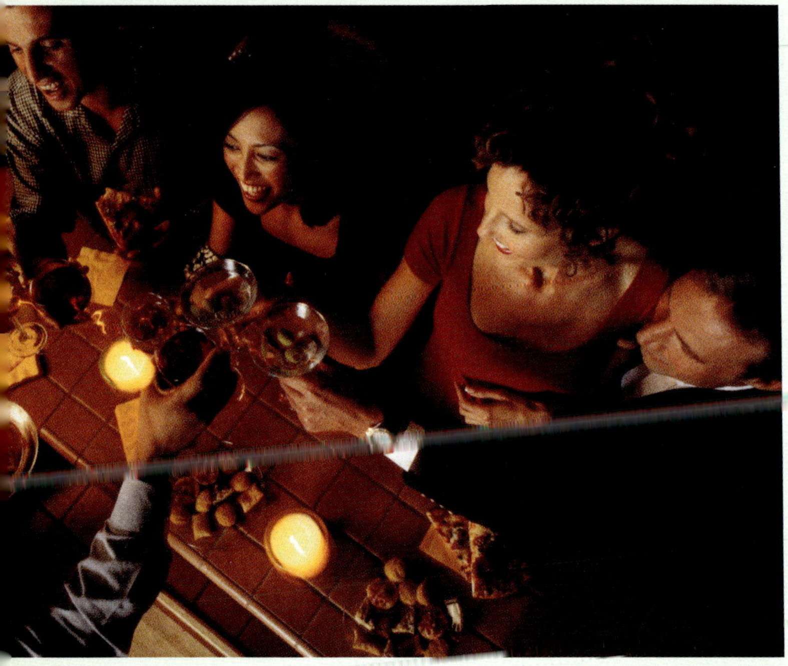

Sommerliches Grillfest

Laue Temperaturen und kalte Getränke – perfekte Voraussetzungen für einen Grillabend:

- Tzatziki S. 34
- Griechischer Reissalat mit schwarzen Oliven S. 34
- Endiviensalat mit Speckwürfeln S. 34
- Matjestatar S. 39
- Gegriller Lachs S. 60
- Feta-Frikadellen S. 79

Brunch

Überraschen Sie doch mal Ihre Freunde an einem Sonntagvormittag mit einem lecker-deftigen Brunch, also einer Mischung aus Frühstück (breakfast) und Mittagessen (lunch):

- Schinken-Erbsen-Rührei S. 24 oder Eier mit Käse überbacken S. 54
- Tatar zum Frühstück S. 27
- Ofenfrische Käsebrötchen mit Speck S. 29
- Sonntagsbrot S. 149

Kindergeburtstag

Mit den Fingern essen macht auch den kleinen Gästen Spaß:

- Fingerfood S. 52 und 53
- Kartoffel-Mais-Puffer S. 57
- Feta-Frikadellen S. 79
- Frische Waffeln S. 138
- Quarkbällchen S. 140
- Bagels S. 142
- Frische Sesambrezeln S. 144
- Lockere Hefehörnchen S. 144

Menüs

Auch ein mehrgängiges Menü lässt sich ohne viel Mühe für 4–6 Personen zubereiten. Besonders schön wird's, wenn Sie das Essen auf die Jahreszeit abstimmen oder ein Thema wählen, beispielsweise Italien.

Für den italienischen Abend

- Vorspeise: Tagliatelle al Limone S. 99
- Hauptgang: Kaninchen con pinoli e olive S. 84
- Dessert: Tiramisu S. 119

Leichtes Menü im Frühling

- Vorspeise: Frischer Spargel an Béchamelsoße mit Shrimps S. 45 oder Frühlingssuppe S. 48
- Hauptgang: Lammfilet mit Jogurt-Kräuter-Soße S. 83
- Dessert: Luftige Limettenmousse S. 124

Exotisches Menü

- Vorspeise: Japanische Wakamesuppe S. 49
- Hauptgericht: Exotische Roulade mit Cashewnüssen und Ingwer S. 76 oder Schweinefilet mit Morchelrahm S. 79 oder Asianudeln mit Ingwer S. 102
- Dessert: Köstliche Rumcreme S. 126

Festliches Weihnachtsmenü

- Suppen: Sellerie-Kartoffel-Suppe mit Lachs S. 46 oder Avocadosuppe S. 46 oder Selleriecreme-Suppe S. 49
- Hauptgang: Rinderfilet in Thymian-Meerrettich-Kruste S. 80 oder Lachsfilet in Senfsahne S. 62
- Dessert: Crème Brulée S. 116 oder Grießpudding mit Zimt und Zucker S. 126

Adressen, die weiterhelfen

Internetplattform zu den Themen Fructose-Intoleranz, Histamin-Intoleranz, Laktose-Intoleranz und Reizdarmsyndrom. Mit Online-Shop, Ernährungsberatung, Patientenseminaren u. v. m.:
Laktonova Gesundheitsprodukte
Münstereifeler Str. 33 a
D-50937 Köln
Tel. 0221/510 87 07
Fax 0221/510 87 08
(keine medizinische Beratung)
www.pseudoallergie.de
kontakt@laktonova.de

Patientenservice zu den Themen Allergien, Asthma und Neurodermitis:
Deutscher Allergie- und Asthmabund e. V.
Fliethstr. 114
D-41061 Mönchengladbach
Tel. 02161/81 49 40
www.daab.de
info@daab.de

Informationen über die Fructose-Intoleranz. Mit Bestellmöglichkeit zu Fructobalax, ein diätetisches Nahrungsergänzungsmittel zur besonderen Ernährung bei Fructose-Intoleranz im Rahmen eines Diätplans:
www.fructobalax.de

Der Wissenschaft verpflichtet – Ihr Partner für Essen und Trinken:
Deutsche Gesellschaft für Ernährung e. V.
Godesberger Allee 18
D-53175 Bonn
www.dge.de

Kostenlose Informationsbroschüren und aktuelle Zutatenlisten der Marken Knorr, Becel, Bertolli, Du darfst, Lipton, Pfanni, Mondamin, Bifi, Mazola u. a.:
Ernährungs Forum
Serviceabteilung von Unilever Deutschland
Dammtorwall 15
D-20355 Hamburg
Tel. 040/34 93 19 88
Fax 040/34 93 19 99
www.ernaehrungs-forum.com
Ernaehrungs-forum@unilever.com

Deutsche Gesellschaft zur Bekämpfung der Krankheiten von Magen, Darm und Leber sowie von Störungen des Stoffwechsels und der Ernährung e. V. (Gastro-Liga)
Friedrich-List-Straße 13
D-35398 Gießen
Tel. ++49 (0) 641/9 74 81-0
Fax ++49 (0) 641/9 74 81-18
www.gastro-liga.de
geschaeftsstelle@gastro-liga.de

Gemeinnützige und unabhängige Organisation zur bundesweiten gesundheitlichen Aufklärung und Information:
Deutsche Gesundheitshilfe e. V. (DGH)
Hausener Weg 61
D-60489 Frankfurt am Main
www.gesundheitshilfe.de

Nationale Kontakt- und Informationsstelle zur Anregung und Unterstützung von Selbsthilfegruppen:
NAKOS
Wilmersdorfer Str. 39
D-10627 Berlin
Tel. 030/31 01 89 60
Fax 030/31 01 89 70
www.nakos.de
selbsthilfe@nakos.de

Bibliografische Information der Deutschen Bibliothek
Die Deutsche Bibliothek verzeichnet diese Publikation in der Deutschen Nationalbibliografie; detaillierte bibliografische Daten sind im Internet über http://dnb.ddb.de abrufbar

Medizinverlage Stuttgart GmbH & Co. KG
Oswald-Hesse-Straße 50, 70469 Stuttgart
Printed in Germany

Programmplanung: Uta Spieldiener

Bildredaktion: Anja Fleischhauer

Lektorat und Satz: Dipl.-Biol. Sabine Seifert, Foto/Grafik/Lektorat

Umschlaggestaltung und Layout:
CYCLUS · Visuelle Kommunikation

Bildnachweis:
Titelfoto vorn: StockFood
Rezeptfotos: Friedhelm Volk, alle übrigen: Archiv der Thieme-Verlagsgruppe

ISBN 3-8304-3326-3
ISBN 978-3-8304-3326-2

2 3 4 5 6

Lebensmittel-Ampel: Geeignete und weniger geeignete Lebensmittel im Überblick

Hier finden Sie eine Aufstellung von Speisen und Getränken, die aufgrund ihres Fructosegehaltes, ihres Fructose-Glucose-Verhältnisses oder ihres Sorbitgehaltes bei Fructose-Intoleranz entweder geeignet oder mit Vorsicht zu genießen sind. Bedenken Sie bitte, dass die Verträglichkeit von vielen Faktoren abhängig ist: Ihre persönliche Toleranz gegenüber Fructose, der Reifegrad eines Lebensmittels, Herstellungsverfahren, Sorte, Zutatenmischung und vielen weiteren. Die Angaben dieser Liste sind daher nur als unverbindliche Empfehlung zu verstehen. Ihre persönlichen Erfahrungen mit einzelnen Lebensmitteln können im Einzelfall von diesen Empfehlungen abweichen.

Gemüse und Pilze

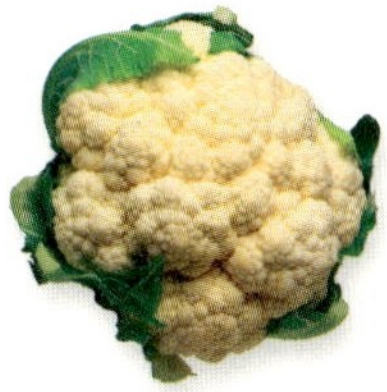

- Artischocke
- Avocado
- Blattspinat
- Blumenkohl
- Bohnen
- Brennnessel
- Brokkoli
- Champignon
- Chayote
- Chicorée
- Chinabohnen
- Dicke Bohnen
- Eisbergsalat
- Endivien
- Erbsen
- Feldsalat
- Fenchel
- Fleischtomate
- Gewürzgurke
- Knollensellerie
- Kohlrübe
- Kopfsalat

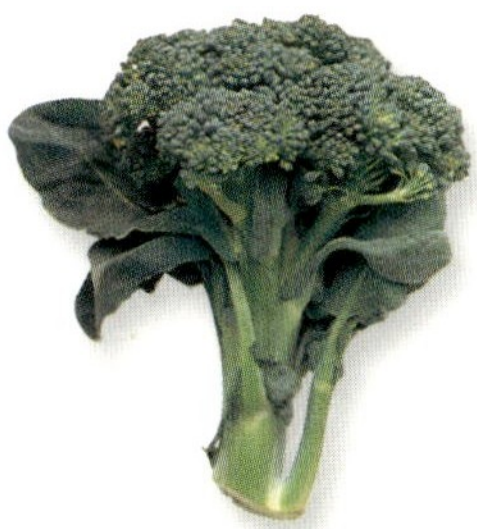

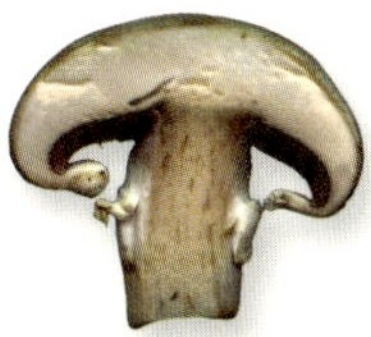

Gemüse und Pilze

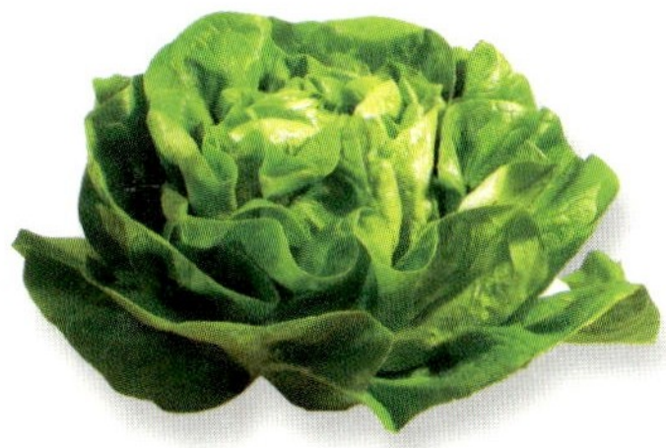

- Lauch
- Linsen
- Mangold
- Meerrettich
- Morchel
- Papaya
- Paprika gelb
- Paprika grün
- Paprika rot
- Pastinake
- Pfifferlinge
- Porree
- Radicchio
- Radieschen
- Rettich
- Rhabarber
- Rosenkohl
- Sauerkraut
- Schwarzwurzel
- Spargel
- Spinat
- Steinpilz

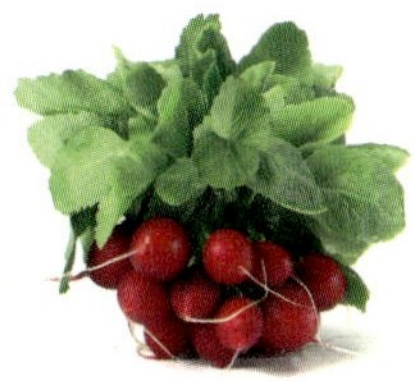

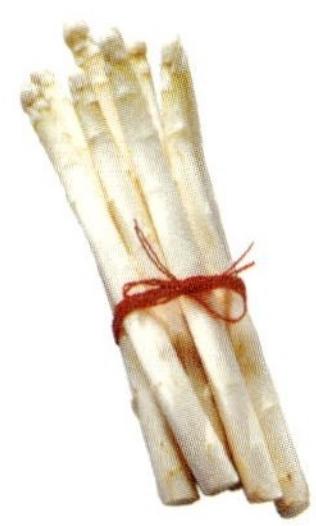

Geeignete Lebensmittel **Mit Vorsicht zu genießen**

Mit diesen 10 Tipps geht es Ihnen gut – trotz Fructose-Intoleranz!

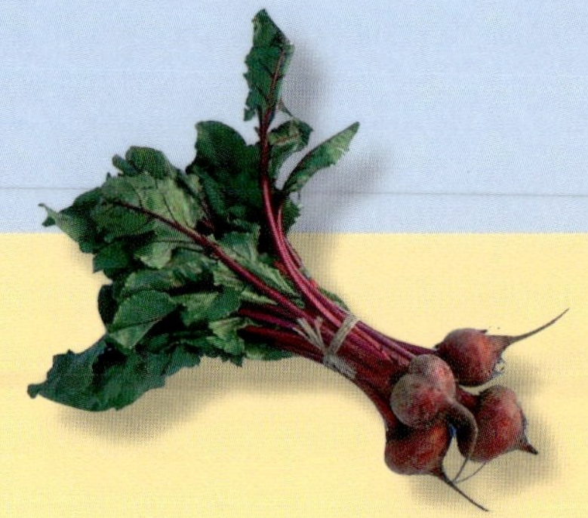

1. **Viel Tee trinken.** Besonders Anis, Kümmel und Fenchel beruhigen den Darm.
2. **Süßwaren und Alkohol meiden.** Beides gehört nur in Genießerportionen bei besonderen Gelegenheiten auf den Tisch. Auch stark gesüßte Speisen werden von vielen Betroffenen nicht gut vertragen.
3. **Viel Zink und Folsäure!** Sind Sie gut versorgt, vermeiden Sie Folgeerscheinungen einer Fructose-Intoleranz wie depressive Verstimmungen, Leistungstiefs und anderes.

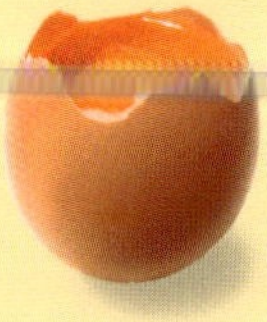

4. **Scharfe Gewürze sparsam verwenden!** Das gilt besonders bei empfindlichem Magen und Darm.
5. **Sport und Bewegung sind gut für Körper und Seele!** Schwimmen, Laufen und Walken sind hervorragend geeignet und regen außerdem die Verdauung an. Aber bitte nichts übertreiben – Leistungssport ist bei Fructose-Intoleranz nicht zu empfehlen.
6. **Blähende Lebensmittel und kohlensäurehaltige Getränke meiden.**
7. **Speisen schonend zubereiten!** Das sichert einen hohen Nährstoffgehalt. Dünsten oder Kochen ist immer besser als Braten oder Grillen.

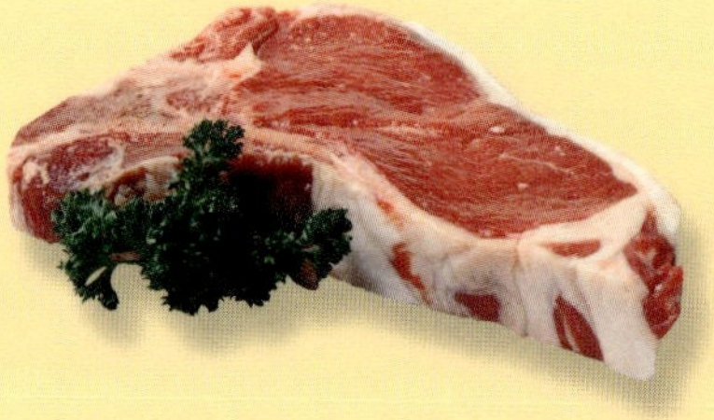

8. **Kleine Diätfehler sind nicht schlimm.** Halten Sie aber dennoch weiterhin an Ihrer Diät fest.
9. **Üben Sie sich in Esskultur:** Lieber kleinere Essmengen, diese aber mit Zeit und Muße genießen und dabei gut kauen.
10. **Sehen Sie's positiv:** Durch die Fructose-Intoleranz setzen Sie sich mit Ihrer Gesundheit und einer gesunden Ernährung auseinander – auf lange Sicht wird Ihnen das nur Vorteile bringen.

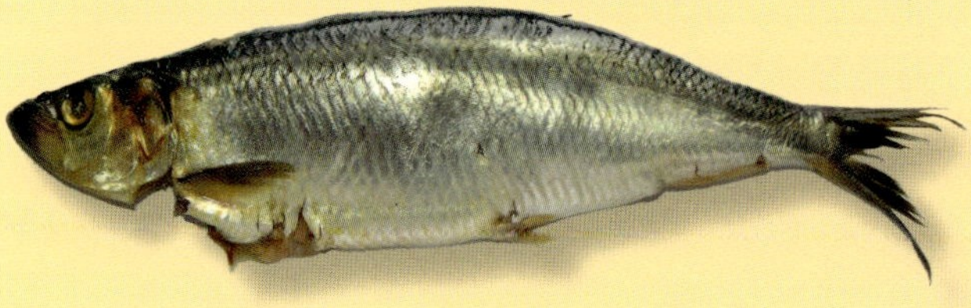

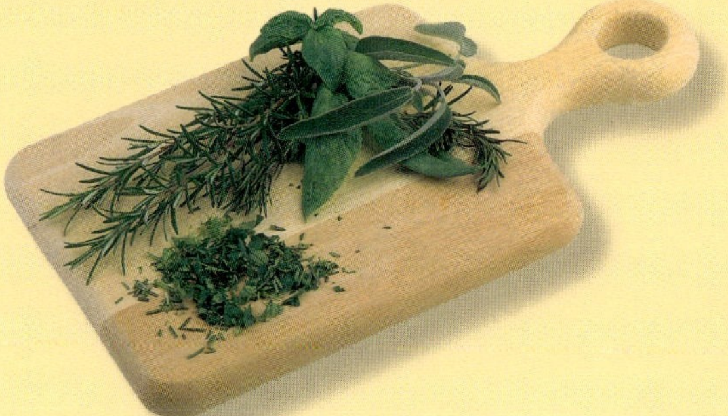